同步一起走

―精神病院護理長45年的照護筆記

臺北市立聯合醫院松德院區
退休精神科護理長

張碧凰/著

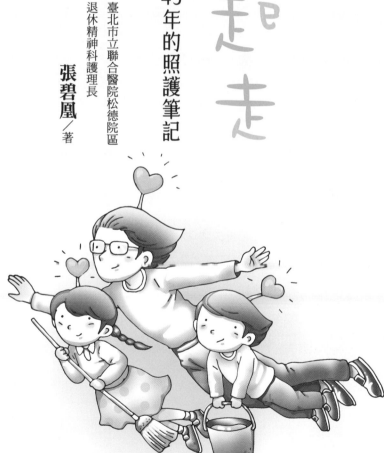

目錄 Contents

Part 1
以病人為師

Part 2
綠色照護的療癒力量

Part 3

解不開的人生難題

Part 4
在精神病院碰上世紀病毒

· 推薦序 1 ·

召喚萬物眾生，守護受傷的心靈

國立暨南大學社會政策與社會工作學系教授
汪淑媛

　　與碧凰相識於台北懷仁全人發展中心的「歐曼讀夢團體」初階課程，她帶來一個夢，邀請團體傾聽閱讀。我依照歐曼設計的小團體讀夢工作方法，運用眾人智慧，逐步解開夢境隱喻。透過夢，知悉她獨特的助人專業生涯與生命經歷，我知道她是位護理長，正面臨退休與否的兩難，但不知道她在哪裡工作。當我聽到她在以藥物為治療主流的精神醫療領域，互補性地以人文視角創造各種療癒方法協助患者，將治療時間拉長，空間擴大，全方位地改善病人所處的社會與生態環境，而且歷經數十年努力不改初衷，讓我相當震撼與感動，請她務必將這些珍貴的經驗故事寫下來。

　　寫不僅是經驗傳承貢獻社會，對於書寫者更是自我重塑再造。正在投入實務工作的時刻，目光聚焦於任務的達成，沒什麼時間或許也沒有多餘能量看見自己的內在世界起伏與多元豐富的悲歡感受，唯有重返觀照過去並以文字慢慢刻印，才能更貼近看見層疊交織的自我，無論是專業經驗的詮釋或個人的自我認同，都會有新的洞見。

　　碧凰果真是行動派，退休後積極整理書寫，也陸續參加我的讀夢團體，並耕耘自己的生態農場，多元並進，與她在職場上一樣衝勁十

足。不久收到她寄來的電子信件邀請我為新書寫推薦文，當時我正在紐約閉關休假，婉拒所有工作邀約也暫時隔離教學與實務工作，然而讀完她的信相當感動歡喜，她做到了，雖然寫序是有壓力的，卻又覺得榮幸義不容辭，也好奇她的實戰過程想先睹為快，就立刻回信應允。

我雖然在大學有開授心理衛生相關課程，但說的總是比做的多，不夠踏實，讀她的臨床實務經驗給我許多學習與啟發。從個案的自我敘事，我看見了與理論相映的實例。例如一位個案的母親要他在法庭上做證父親惡意遺棄，他寫著：「我想，因為必須上法庭的緣故，我是真的病了－－夜裡睡不著覺，耳朵裡老是聽到小狗的叫聲。」不捨父親的少年陷入父母衝突必須選邊的兩難，與其上法庭作證不如讓自己生病瘋狂。生病是逃避痛苦現實的選項，這理論佛洛伊德早已提出，但過了一個多世紀，距離維也納幾千哩外的台灣社會仍然有實例，見證人類內在心靈的普同性。

又譬如，有位青少年住民寫說：「我從來不提寄養家庭的事。不過，我敢說，在這個世界上，沒有任何一個孩子願意住到一個陌生的家。」讀到這段話，我既心驚又茫然無言，由於在社工系任教而認識不少從事寄養家庭的社工，他們幾乎是拼了命想做好寄養家庭工作，殷切盼望孩子能好好被照顧善待，但好難啊，努力的空間總是很大。有血緣關係的親子衝突、暴力、或忽略的機率很高，才有寄養家庭制度進場，但被原生家庭所傷的孩子，復元之路漫長，尤其要能照顧到孩子的心理需求更困難，即使順利得到照顧的寄養小孩，可能也很不願意回憶這段成長往事。

　　而讓我最觸動的，是碧凰陪伴個案的耐心毅力。讀到她寫高功能自閉症滷肉飯的故事最後一句：「今，玉蘭花已長到三層樓高……」我鼻唅眼眶升溫，無法繼續，玉蘭花從一百公分高開始長根苗壯到三層樓高，這是多少年的歲月？我的電腦頁面停滯許久無法移動至下一頁。而她被難以控制自己拳頭的個案哆啦 A 夢擊中頭部的畫面，以及陪伴一遇到壓力會垂打自己頭或引發各種自我毀滅行為的余丸湯的過程，我心驚屏息，無法一口氣閱讀。這些會讓我蓋上筆電無法繼續的故事一個接一個。

　　還好，碧凰除了熱血浪漫也是天真頑童，故事總是隨著她的實務反思頓悟而峰迴路轉。農場高麗菜幻化為 68 隻蟲呈現生命的相依與轉化；病人寫信給無辜被犧牲的「必安住魚」，既哀傷又幽默；松德院區對生態的重視吸引了稀客貓頭鷹來築巢定居，如天使般來為碧凰加油，而她對貓頭鷹的癡情愛意，引出更多人對生態的重視。貓頭鷹幼鳥實在太萌了，活化了許多人的內在小孩，我對著相片一看再看，那鳥兒不惹塵埃的眼神，有淨化苦難的力量。

　　閱讀碧凰的數十年的實務工作歷程，我腦海不時出現唐吉訶德或愚公移山的故事，但不同的是，我看見希望感，她並非孤軍作戰，而是以真情智慧召喚眾人一起為病人創造多元療癒環境，找尋各種出路。尤其她將生態帶入醫院，透過觀察親近萬物的生滅，讓病人體會存在與失落的本然，讓自然的力量安撫受傷的心靈，喚起生存動力。任何一個社會，從小家庭、學校、職場、國家直到整體世界，都有壟斷性、排他性的主流價值，無法容納異類，人類精神疾病多半源自與既有文

明的格格不入。碧凰樂觀地引用聖安娜之歌：「若我是路旁的一朵小花小草，我也要盡情的吐露芬芳，不是同情，也不是憐憫，只是要讓人知道——造物主的偉大。」來自我激勵。而我卻悲觀地想著，造物主也創造了人，人發展出了根深蒂固的價值觀／分別心，許多小花小草在還沒吐露芬芳之前，就可能被剷除。而人不僅想要宰制大自然，也想控制彼此，每個人都是在強者與弱勢這兩個身分之間不斷地交替著。當我們是強者時，如何反思手下留情並能拉人一把，是弱者時，又如何增強自我保護，這是終生的功課。

人與他人如何共生共存，與自己的緊張關係如何化解，自然生態可能是最好的導師。在這本書裡，作者舉證自己以及個案的改變，例如當不再覺得「綠草如茵」才是美時，數不盡的物種就有了生存空間，這也讓我忍不住吶喊，如果我們不再認為學生應該安靜乖坐在小椅子上學習才是正常，如果教材與老師的講課生動精彩，被診斷「過動症」的學生可能就會大量減少。

感謝碧凰將漫長豐富的實務工作點滴結晶成文字，不但在專業上開疆闢土傳承經驗，也誠實揭露自己在工作上的好強與挫敗。助人工作職場有其獨特的情緒病毒，例如無力感、替代性創傷，而讀完她的書，彷彿打了幾劑的疫苗，能增強免疫力。此外，她與官僚體系的溝通斡旋過程，說服改變重要他人協助實現理念，讓不可能成為可能，這是助人工作者必須具備但學校教育卻很難教導的技能。當然這絕非只是技能，背後最大的動力是她不捨他人苦，是她對生命禮讚熱愛。

· 推薦序 2 ·

那些年我們一起在四獸山腳下

自然工作者
許中光

如眾所周知，台北盆地乃丘陵地形，四周是高度不一的山脈，其中在北方是親民的四獸山獅虎象豹，最高才五百多公尺，101 大樓近在咫尺，每年放煙火時，是極佳的觀賞地點。四獸山我爬過 1000 多次，是我的家山。

碧凰工作的地點台北市立聯合醫院松德院區，就在四獸山腳下，碧凰有個讓人羨慕的護理長辦公室，就在青少年日間留院又一村 2 樓的一角，窗外滿是四獸山的綠意，視野可以有百公尺，冬春時節可以聽到黃白鶺鴒飛翔時「嘀嘀嘀嘀嘀嘀……」的叫聲，辦公室不大只有兩、三坪，也只有一個辦公桌和一個客人椅，還有一個書櫃、木頭地板，得在室外脫鞋。芙爾夫說：「女人要有一個自己的房間。」碧凰有一個自己的房間，在這個房間寫出了這本書的大部分文章。

如碧凰書中所寫，1999 年的夏天，他參加張老師主辦，我在花蓮帶領的生命喚醒之旅，之後便邀請我到又一村擔任外聘督導，同時也開啟自然體驗的課，沒想到這一走就走了 20 幾年。

其實我是帶著強烈的企圖心來到又一村，我想將這兒打造成台灣

第一個用自然療法療癒青少年精神疾病的中心，也是一個工作人員可以彼此相親相愛相互學習的中心。我深知成事要靠團隊，於是我邀請碧凰參加我擔任召集人的荒野保護協會六期解說員訓練，學習磨練更多自然的知能。後來俊志也參加別期的訓練。同時我也要求又一村的工作人員參加我所帶的自然體驗課，擔任助教，一起闢建耕耘又一村菜園，創造維護生態池，共同學習打造新的又一村。過程中，不時有許許多多的問題，我和碧凰都會走在生態花園、走在生態池、走在旁邊流水淙淙的榕樹車道，共同協商討論。

又一村還有一個家屬會談室是在一樓教室的第一間，窗外是一棵柚子樹，再過去些則是一棵春天會結滿小桑椹的小葉桑，這間是每次我到又一村上課或團體督導前後休息備課思考的地方，又一村工作人員的督導，也是在這兒進行。這個空間承載著許多歡笑、淚水、掙扎、突破衝突和解，每次打開門，都是一個新的開始。我們打造生態池、菜園、生態花園的同時，療癒了我們自己，也提供了院區其他同仁一個可以安頓身心的心靈居所。

冬去春來，又一村能夠有今天的風貌，是二十多年來在又一村實際參與打造的護理師及工作人員，如勝隆、小媛、阿蘭、俊志、翠華、璦秋、秋香、怡嘉、芷安、伶悌、雪怡、瓊瑤等等，一棒接一棒的工作成果，但最重要的是有碧凰「阿長」，又一村最重要的執行長，只有她能夠在公家體系中找資源，應對長官，徵求新血，身段柔軟有力，才能讓又一村的自然之路走得下去。

這本書是台灣護理界第一本以自然療癒為主軸的真實記錄，也是第一本生態醫院孕育誕生的忠實歷程，更是碧凰在又一村的定點觀察成果及參與團體生命轉折的具體描繪，亦不乏和個案、同事、長官互動的精采書寫。我有幸成為碧凰的指路者協同前進者，特為之序。

不免遺憾的是，原本以為我和碧凰都可以在又一村長久的耕耘下去，誰知天不從人願，歷經 SARS 和 COVID-19 的考驗，卻逃不過人事的異動，我們先後都離開了又一村。此外，一直無法找到可以接班碧凰的人，讓又一村自然體驗的部分有大掌櫃，也是我心頭掛念的。或許不完美才是圓滿吧。

這本書只是開始，退休只是另個高峰的起點，相信碧凰會持續行動，寫出之後的生命歷程，在她自己的農園中，在她自己的房間中。

本土精神醫療史與自然心靈療癒的記錄者與見證者

亞東紀念醫院心理健康與綠色照護科主任 & 荒野保護協會常務監事
陳俊霖

　　與碧凰認識，是在荒野保護協會的志工團體，當時得知她是精神護理，而且是我在工作上也不時有任務往返的台北市立療養院（後改制北市聯醫松德院區）護理長時，自然因為同是精神醫療工作人員而多了一份親近。醫師生涯中總佩服護理長們三頭六臂，堪稱是醫院臨床最強的中流砥柱，維繫著醫院制度在各病房間推行無礙，是安定醫療後勤的極大力量。

　　接著看到碧凰在主責的兒童青少年日間病房「又一村」中，不斷嘗試將自然體驗活動運用在精神復健上，當時是極新、極大膽的突破，而且一旦上路，她又為了理想能夠持續實踐，一路尋找資源、說服長官、戮力親為，我對碧凰是既欽佩，又往往替她捏把冷汗。設身處地思之，這對一個身處公家醫院的護理長而言，實在不是容易之事。而連身在公部門中的護理長都這麼強靭地擘劃出半座山的生態醫院，某種程度上也激勵我後來在私立醫院升任主治醫師後，擠出個小花園推園藝治療。

　　幾年下來，我們一直在推動綠色照護，提倡將自然生態運用在心理衛生與精神醫療的工作上多有合作，也彼此交流發展的進度，碧凰竟又認真完成碩士學位，把幾年的實作凝結成學術結晶。她又在猶豫既可提早退休，又還可以在醫院中再做些什麼的時候，以相對資深的年齡，強力克服冒險治療工作坊「杜威約榮格」——烈日下花東騎乘腳踏車的挑戰，因著那次自討苦吃後苦盡甘來的英雄之旅，又多讓她留在醫療崗位上奉獻好幾年。

　　日前，她終於真的從精神護理退了下來，在山上置一田園，用園藝療癒著自己的退休生活。她是用生態療癒心靈的體驗者、實踐者、先行者，更是本土精神醫療史與自然心靈療癒的記錄者與見證者，謹此推薦本書給好奇綠色照護這個新領域發展的朋友們，一起聆聽碧凰的故事。

精神科照護與靈性護理的典範之書

國立台北護理健康大學教授
高美玲

　　感謝碧凰的邀約，讓我有幸拜讀她在精神科病房 45 年職涯的珍貴故事，猶如 2009 年，在我授課的「靈性護理」課程結束後，她送我一本她編著的《象山下的生態醫院》導覽手冊，兩本都讓我感動與敬佩；《象山下的生態醫院》導覽手冊的編排相當用心，會讓人誤覺是生態專家寫的手冊，我家離象山近，每每爬上象山遠眺醫院時，都讓我想到碧凰；而這本職涯故事，撰寫了她 45 年於精神科的照護經驗，除了佩服她的悉心照護，勇敢地為弱勢族群發言，以及努力讓社區民眾與精神障礙者接觸，透過增進了解而去污名化，這群人中，也有因之而到醫院擔任志工者。

　　本書也看到她把抽象的靈性照護的核心概念──愛、生命意義、寬恕、希望，體現在她的臨床照護中，去重建這些病人與自我、他人、環境及至高者間的關係。

　　我常想，是什麼讓碧凰如此勇敢、如此投入、如此願意放下身段服務病人？我想是愛吧！德雷莎修女提及：「愛，是在別人的需要上看見自己的責任。」因著愛，碧凰在沒有精神衛生法的監護時期，陪伴被家屬放棄的女病人外出工作二十個月，讓病人重拾希望，活得有

尊嚴；因著愛，她創辦蘭亭書苑，協助青少年得以持續在醫院中上學，以獲得文憑，並重獲生命的意義與目的。因著愛，她親自示範原諒，放下身段跟病人道歉，讓病人也學習寬恕自己與寬恕別人。

我喜歡她創意的照護方式，用社會處方籤治相思病，透過綠色照護（green care）輔助療法與生態活動，重建這些病人與自我、他人、環境及至高者間的關係；建立音樂創作團體、製作 CD，讓精障病友在創作過程中看到自己的能力，從自卑轉化成學習感恩。

這本書不僅僅是碧凰的職涯故事，更是精神科照護與靈性護理的典範之書。

認真的職人典範

臺北市勞動局副局長
游竹萍

·推薦序 5·

　　認識阿長是因為她跟錫瑠基金會及信義社大一起提案推動松德療癒森林的建置，當時透過參與式預算機制提案後，我們一起去現場勘查，對於松德醫院成為生態醫院並推動這個方案，感到十分佩服。

　　照顧精神障礙病人其實非常不容易，需要面對病人、家屬及外界的各種壓力，阿長除了在護理上專業的照顧外，也願意在工作之外多做一點，對於日間留院的青少年跟教育局共同經營了蘭亭書院，讓因罹患精神疾病而無法在體制內學習的孩子，得以在醫院中持續上學，避免因病而中輟、失學，能持續完成國小、國中及高中職的學業。成立音樂創作團體，共同出版 CD 作品，並且帶著他們到社區演出，看見精障病友不同的可能性，讓社會更加同理病友。

　　為了提供各種復健治療，她善用院區位於象山的生態資源，自己精進成為荒野志工，與院區同仁共同建置了空中花園及松德療癒森林，讓醫護、病友及社區居民一起在園區內友善農耕，並結合五感園藝療癒，營造友善社區氛圍，一起分享農作成果。

　　讀完阿長分享 45 年工作酸甜苦辣，想起了她帶著前市長認真尋覓

貓頭鷹的身影，也記起她因為生態池出現水蛭，擔心同事可能有危險而自責的心情。

　　希望大家都能多多分享阿長的這本著作，也一起支持松德院區所有的醫護人員。疫情期間醫護人員冒著風險在第一線幫大家守護健康，而照護染疫的精障病患，更是超高難度，透過阿長的分享，相信大家能更加瞭解同理精障朋友，也能成為醫護人員身後的守護力量。

· 作者序 ·

照護病人 45 年學到的事

「妳到底叫張碧凰或三病房？」

1977 年我剛從台北護專畢業，進入精神專科醫院的三病房服務。有一天，11 歲的小病人突然從幻聽世界中醒來，他聽著牆角上的總機廣播器，一臉疑惑的望著我問。看著受幻聽影響而自剁右手拇指，還趁我不在身邊時，偷偷用球鞋吊起縫合傷口的小病人，這是他入院一個多月來的第一句話。霎時，我彷彿明白小病人賦予「張碧凰」這個姓名的意義！

因著 45 年的精神護理生涯，我不僅從教科書上認識精神疾病，更從近身的醫療照護現場，看見這個疾病帶給病人在思考、知覺、情感的嚴重障礙，導致對現實的感覺及判斷的扭曲，而出現混亂、失序的怪異行為，長久影響到就學、就業及家庭生活，每每令我震撼不已，既悲傷又不捨；同時也為他們在接受疾病歷程中所做的努力與不放棄的精神而動容！

1950 年代問世的第一代抗精神藥物，雖然可改善病人的精神症狀及穩定情緒，但所產生的副作用，錐體外徑症狀群（extra-pyramid syndrome, EPS）（註1），卻導致身體形象改變及生活困擾；而 1990 年代上市的第二代抗精神藥物，雖然副作用較第一代抗精神病劑少，卻也帶來新的副作用，代謝症候群，包括肥胖、高血壓、高血糖、高三

酸甘油酯、高密度膽固醇過低，潛在的威脅著病人的生命。

精神疾病多數為慢性病，照護者的存在不是為病人消除疾病，而是引導病人認識疾病，進而接受疾病。我常常在想，除了抗精神病藥物之外，還有什麼可以協助病人「與病共存」、「帶病生活」？

「療癒的力量，不是因為傷口被治癒，或痛苦得到減輕，而是傷口和痛苦成了新視野的開啟。彼此承認傷痛，成了共同強化希望的機會，分享彼此的軟弱，變成一個提醒，一股全備的力量即將來臨。」

——盧雲神父於《負傷的治療者》

盧雲神父於《負傷的治療者》中所寫的這段話，也就成為我照護病人的核心理念，我也時時提醒自己，放慢腳步，陪著他們同步一起走。

多元的療癒環境，見証神奇的療癒力量

於是，數十年來近身照顧病人的我，努力學習各種照護相關理論，參與各種團體（如薩提爾模式家庭治療、自然體驗、園藝治療、動物輔助治療、舞蹈治療、夢工作坊、團體動力工作坊、生態心理志工訓練、冒險治療工作坊等等），並親身體驗後，再引進到我所負責的單位，為病人提供多樣性的療癒環境，透過繪畫、書法、合唱、陶藝、美勞、編織、適應體育、太極拳、音樂創作、舞蹈治療、動物輔助療法、自然體驗等社會處方籤（註2）的實踐，企圖幫病人找到他喜歡的療癒途徑。

幸運的是，我所服務的醫院就在台北市象山下，擁有豐富的地理生態資源；更幸運的是，在結合精神醫療與特殊教育的政策下，我們得以有經費在「又一村」青少年日間留院開啟自然體驗團體。這個團體持續經營的結果，逐步將院區環境生態化，陸續完成生態池、生態花園、屋頂花園及療癒森林之營造，並將生態化環境運用於病患之精神復健，及銀髮族里民的安頓。

因此，這本書最大特色在 **Part 2**，主要呈現我在**綠色照護** (註3) 的學習，以及應用綠色照護於復健病人的實例，讓讀者進一步見證**綠色照護**的神奇療癒力量。諸如：

» 我讓「又一村」的青少年學員寫信，撿拾相思樹的落花，寄給臨時被徵調去竹東照顧染疫病患、生死未卜的護理師阿蘭，以安頓焦慮的情緒。

» 透過為 68 隻毛毛蟲搬家，而自然地觸碰到有攻擊傾向的自閉症青少年，和他建立關係，進而藉由觀察、畫領角鴞，來安撫激躁情緒，化解暴力行為的出現。

» 設計引導固執的亞斯伯格症青少年，以照顧玉蘭花替代不被祝福的苦戀，健康地疏導其暴力行為，化解全校師生對他的恐懼。

» 透過人面蜘蛛，將瞧不起精神病友的懼學症青少女帶入團體，進而接受精神復健，從國一至高職畢業。

» 讓小雨和家瑜兩人一起種 2 顆高麗菜苗，請他們每天澆水，是我

在種菜行動中處理小雨苦戀的祕訣。

» 又一村的堆肥區自然地長出一片木瓜林，其中有一棵很會生木瓜的「木瓜媽媽」。我設計活動，介紹廚餘堆肥、木瓜林及木瓜媽媽，最後讓孩子們向木瓜媽媽致謝。

在精神病院的所見所聞，皆可成為精神復健的借鏡

除了綠色照護之外，本書的 Part 1，是以一個資深護理人員的視角，收錄 1977 年至 2022 年在職期間，我曾照顧過、印象深刻、且有留下紀錄，對於精神復健有其參考價值與省思學習的案例。

曾經，在那個還沒有精神衛生法的監護時期，我陪伴一位從私立醫院轉來、被家屬放棄的慢性思覺失調症女病人外出工作二十個月；協助在體制內讓學校師生及家長頭痛的亞斯柏格症、懼學症、衝動型過動症、情緒障礙、對立反抗症等青少年，得以持續在「醫院」中繼續求學，完成他們的高中職文憑。

我的領悟是，與其要求社會接受精神病人，不如鼓勵病人接受精神復健，訓練病人能符合社會規範與要求，而不是要社會給予特別的同情與施捨。因此，我在這本書裡的幾個章節，有特別針對精神病人如何重返社會等，詳細解答。

Part 3，列舉四位自殺身亡的案例，試圖讓一般民眾、自殺遺族及醫療人員窺見精神病人的自殺事件，對自殺遺族、病友及工作人員的衝擊，以及各自的因應方式。自殺事件與其他非自然死亡事件帶來的

悲傷是不同的，自殺遺族的罪惡感如鬼魅般的揮之不去，特別是精神病人的自殺，更是說不出口的禁忌。我的親身體驗教我如實面對，方能順利走出自殺遺族的哀慟。

Part 4，記錄我在精神病院遇見世紀浩劫的故事。很慚愧，我以為在精神專科醫院服務，只要專精在精神照護即可，沒想到發生重大傳染病時，精神專科醫院也會被涉入，特別是 2021 年 5 月爆發的新冠疫情，對我們精神專科醫院的衝擊更是嚴峻，我們得照護染疫的精神病人……

這是我的第一份工作，也是我的唯一工作，我喜歡我的工作。能夠在第一線工作到 65 歲退休，不是一件容易的事，謝謝天，謝謝地，謝謝這一路走來曾經協助過我的每一個人！

註 1. 錐體外徑症候群（extra-pyramid syndrome, EPS）

有下列四大典型症狀：

● 急性肌張力不全：因為肌肉不自主收縮，病人會做出奇怪的動作，包括眼球上吊、歪頭、舌頭外吐和臉部扭曲等症狀。

● 靜坐不能：病人會持續躁動不安，無法安坐，會一直來回走動，有些病情嚴重的病人甚至躺在床上還會有踏步的動作。

● 類巴金森氏症狀：肌肉僵硬、小碎步、顫抖、眨眼頻率變少、

臉部表情僵硬和容易跌倒等。

● 運動困難（Dyskinesia）：口、舌、顎、身軀或四肢肌肉不受控制地蠕動，如：捲舌頭、噘嘴巴，扭動脖子、扭動身體等。

註2. 社會處方箋（social prescription）

一種非藥性的處方，源自於英國，為國民保健署的長期計畫項目之一，目標乃降低孤獨感，促進人際互動。開立處方箋者不限於醫師，還包含護理師和專業照顧者，依據專業判斷，開立個別性、目標性、計畫性的活動。社會處方箋的四個主要支柱，分別為諮詢與資訊、藝術與歷史文物、綠色照護以及身體活動。目前台灣由台北市立聯合醫院和平婦幼院區神經內科劉建良主任推動以社區為連結基礎的社會處方箋，包含：運動、藝文、志願服務、閱讀、學習與教育、就業、食物、綠色植物、資訊及電腦科技等十大處方箋。

註3. 綠色照護（green care）

針對身心障礙、工作過勞、精神疾患等不同對象，透過動物、植物、庭院、森林和景觀等大自然元素，進行休閒或工作相關的活動，以促進其身、心、靈健康，如動物輔助治療、園藝治療、照護農園、綠色運動（green exercise）、自然體驗等。

Part 1

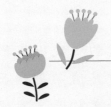

以病人為師

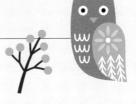

與精神復健個案相處時，
我們分享彼此的軟弱，
也是生命與生命的彼此交流。

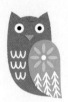

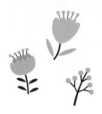

慢性思覺失調症

常常，我想起她

　　我不忍再責備她的誠實，如她所說的，從小我們不就被要求要誠實嗎？為什麼說實話的結果會是減半薪？而老闆開工廠的目的是為了賺錢，這也是天經地義的事。我呢？也只是想替一個慢性精神病人爭取工作機會罷了！可是，此時此刻，我們這麼難過？

　　1977 年我進入一所公立精神專科醫院為護理師，服務於慢性病房。當時從私人醫院轉來了一批慢性精神病人，無論男女，全都理光頭，身上有跳蚤，沒有隨身行李。他們在私人醫院都是集體洗澡，脫光衣服，工作人員用自來水管沖澡，大都和家屬失聯。其中有三位女病人，診斷皆為慢性思覺失調症（指罹病超過兩年的患者），讓我印象深刻——

　　第一位中年女性，客家人。用客家話大聲地自言自語，把新長出來 5 公分的頭髮，用橡皮圈紮成許多小絡絡。她說她的命只

有 4 兩重，而照顧她的護理師有 16 兩，每天用客家歌仔戲曲調哭訴她的命薄。

第二位也是中年女性，從不刷牙，也不洗澡，身上異味重。自從我成為她的主治護理師後，每個月強迫她洗一次澡，那是非常緊張的時刻，洗一次澡必須花費三個小時，我還得忍受她的謾罵。其實，只要她不打我，我就不怕。半年後，她願意告訴我她的生命故事。她是一個醫師太太，被送至精神病院後，只期盼一年一度中秋節的到來，屆時她會收到一盒中秋月餅及一封念大學的女兒的家書。

第三位，常常，我想起她。也許她有一顆善良的心，也許是她有一個奇異而虛幻的世界，也許是她有著多於常人的辛酸與無奈！她，32 歲，未婚，身材健壯，皮膚白嫩，曾經是個很漂亮的女人。然而，卻有著一臉的淡漠和不停抖動的四肢。大部分的時間她都在對自己說話，莫名其妙的笑，或滔滔不絕地對人說些很奇怪的想法。就因為這樣，她被送到療養院來，診斷為慢性思覺失調症。

想得到一份工作卻非易事

在我成為她的主治護理師時，她曾經在復健病房接受過二年的復健訓練，可以自己處理個人衛生，對醫療的態度合作，在復健工廠的表

現屬於上等。但是，她就是沒有辦法出院或外出工作。因為，她不但受到慢性精神病的殘餘症狀所影響，如思考常會停頓、言談內容貧乏、表情淡漠、社會化退縮、意志消沉，還出現妄想、幻覺、情緒不穩定，無故發笑，自言自語，甚至無故罵人、打人的攻擊行為，無法在社會上與常人相處。有一天，她忽然告訴我，並要求我同意讓她外出找工作，我只笑而不答，這種情形持續了一個月，我終於被她強烈的工作動機所感動。我自問，雖然她曾經出現過攻擊行為，可是她的工作能力一直都那麼好，為什麼不給她一個機會試試看？

　　首先，就她兩年來在復健工廠做聖誕樹及電子零件的工作表現上評估，發現她有主動、聽從、負責、持續力長、工作能力強的優點，但因為受到抗精神病藥物副作用的影響，其工作密度與速度卻較一般正常人差。最糟的是，她在工作時，常有不停地自言自語，獨自傻笑的情形，這使我對她外出工作的想法抱持不太樂觀的態度。因為就我所知，社會上沒有一個老闆肯僱用一個胡言亂語的瘋子。

　　然而為了鼓勵她，我更進一步了解她在其他工作上的表現，並再加以個別訓練，包括三餐後清洗全病房的餐盤，在護理師們的指導下，負責茶葉蛋和綠豆湯的準備、製作及在福利社販賣，又在員工餐廳打雜一個月。這期間，我與她約定，要外出工作，先決條件是**工作要專心**。結果顯示，她不但仍具有前述的優點，而且在彼此的約定下，她還可以做到自我控制精神症狀，也就是，在工作中，她可以不出現自言自語、獨自傻笑的行為。這種意外的發現，帶給我很大的驚喜與信心。經過醫療小組討論同意之後，我著手為她外出工作做準備。

經由**角色扮演**，我教她如何應徵工作，注意儀表修飾，了解工作時間、性質、待遇及福利。同時，對她身分是否要表明，我們也做了討論。鑑於社會人士對慢性精神病人的偏見，我們決定不主動告訴老闆她是一個精神病人。當然，也讓她了解我們之所以這麼決定的理由。雖然是經過討論，也得到醫療小組成員支持，我還是有一種「欺騙」別人的感覺，我害怕被揭發時的尷尬。她也一樣，雖然她很渴望得到一份工作，而且也了解我的苦心，但也被「不誠實」的感覺所困擾，卻無可奈何。此外，我再與她約定，外出工作時，絕不可自言自語、傻笑，更不可以罵人、打人，否則，就必須重返醫院的復健工廠上班，她很鄭重地蓋上手印表示遵守契約。

終於踏出醫院獲得工作，卻是波瀾萬丈

以一個朋友身分，我陪著她踏出醫院大門。走在路上，我感覺出來，她很緊張，生病已有十三年，從 18 歲到 32 歲，沒有少女綺麗的夢，沒有蕩氣迴腸的戀情，更沒有一個女人能擁有的歸宿，外面的世界對她是多麼遙遠而陌生！其實，我也很緊張，除了有那種欺騙人的感覺外，我還得擔心她是否能遵守諾言——不罵人、不打人？畢竟，對她這樣一個曾經出現過攻擊行為的精神病人，我無法保證她一定不出事！想到自己在求職時，並未遭遇困難，而今，我卻必須背負著這偌大的包袱，不禁懷疑自己是否太過輕率天真？

按照電線桿上貼的小廣告單，我們找到在醫院附近的一家玩具工

廠，順利得到一份女作業員的工作──日薪 140 元，每月休假 2 天，全勤獎金 500 元。就這樣，開始她白天外出工作，晚上回到醫院的生活。一週後，老闆開始要求她必須加班到晚上九點，我因考慮她返院時的安全問題與擔心她的體力透支而反對。但她的現實感差，加上妄想和人格消失感，自以為是老太婆一個，頭被砍了，身體被換了，身上也沒有錢，不會有人看上她或搶劫她。同時又堅信，如不加班，就領不到老闆給的 30 萬終身俸。終於，在無法應付老闆的加班要求下，她自己對老闆表明了她住在療養院的身分。

老闆驚嚇之下，立即打電話到醫院，劈頭就問我，為什麼讓一個瘋子到工廠工作？要我立刻就帶她回醫院。天啊！最尷尬的一刻終於來臨！我用很老成的語氣、很溫和的態度，先接受了老闆的驚嚇，再接受工廠以營利為目的的事實，老闆才逐漸平靜。接著，我讓老闆認識她、了解她，強調她已接受過治療、訓練，這是她最好的情況，但老闆又抱怨她工作速度太慢、手會抖，我再解釋，那是藥物副作用的關係，並不是她故意偷懶，乃建議老闆，在不損害工廠利益的原則下，依照她的工作能力與表現給薪；同時保證，如果她情況一有變化，就立刻帶返院。老闆終於同意，但將日薪減半。

放下電話，我衝向工廠。看到我就像看到救星一樣，她很擔心自己是否已被開除。我不忍再責備她的誠實，如她所說的，從小我們不就被要求要誠實嗎？為什麼說實話的結果會是減半薪？而老闆開工廠的目的是為了賺錢，這也是天經地義的事。我呢？也只是想替一個慢性精神病人爭取工作機會罷了！可是，此時此刻，我們卻這麼難過，

看著她一臉失望與無奈，我無言以對……

減薪後，老闆的態度明顯改善，歡迎我隨時到工廠探視，有事主動找我連絡，特別允許她不做精細工作，也能夠接受她在工作中偶爾出現傻笑，甚至半年後的調升薪水。而我本身的不平與擔心也消除了。我終於領悟出，如果要社會接受病人，必須訓練病人能符合社會的要求，而不是要社會降低標準，更不是要社會給予特別的同情與施捨。

早在外出工作前，她曾經有過兩次到庇護性工廠工作的經驗，但都只做了一個月就因精神症狀的惡化而停止。因此，我很注意她在工作上的適應情形。至少每週一次到工廠探訪，或用紙條，或用電話與老闆保持密切的聯繫與追蹤。除了偶爾出現獨自傻笑的情形以外，她在工廠的表現認真、負責、合作，老闆很滿意。

不可理喻的妄想背後隱藏著很多的現實刺激

奇妙的是，她一回到病房，就馬上陷入自閉的世界裡，不停地喃喃自語、傻笑，對護理師滔滔不絕的述說她的妄想，或不斷地寫信給總統與行政首長。逐漸地，我發現她那不可理喻的妄想背後隱藏著很多的現實刺激，只是，在胡言亂語的掩飾下，很難被識別罷了。從很多次的經驗中，我也發現，生活環境上的一些微小變化或人際關係上的挫折，都會構成她很大的心理壓力，而且對壓力的忍受度特別低。這種發現對我有很重要的影響，常常協助我更貼近她、了解她，接受她。

　　對工資的不滿是一個很明顯的例子。有次，在她原有的被害妄想中又增加了一個新人物──老闆。她對我抱怨，老闆是她後母的表弟，跟她後母私通，侵占了她的美金財產十億。當時，我只能靜靜地聽她罵，再到工廠探訪。原來她很在乎自己的薪水只有同事的一半，而最近廠方加薪，雖然她不例外，但問題是，加薪後她還是比同事低，因而激起她的不平與憤怒，但她沒有辦法清楚地告訴我，為什麼同工卻不同酬，而出現一般人無法接受的被害妄想。了解她在外面所受的委屈之後，我嘗試讓她知道，就因為她的工作速度與精密度比較差，所以才只有半薪、老闆才僱用她，這沒有辦法，除非放棄工作，否則就只有忍耐。同時也讓她看到，就因為她的合作與負責，所以她的薪水才會增加，這是一種進步，她默默地點頭……

　　還有一次，她起床晚了，趕不上打卡，故領不到全勤獎金，但她卻很生氣的說，不知道是誰忘了打開工廠的大門，害她進不去，所以遲到，而且大部分的人都因此而遲到。這件事後來在員工的出席卡上找到答案，那天就只有她一個人遲到。面對事實，她很驚訝地發現，原來自己的想法並不完全都是對的。

　　有次晨間護理，我對她衣櫃內一大包發霉的麵包、餅乾百思不解。她一向都很節儉，除非是生活必需品，絕少花費，而這次為什麼捨得買大量的食品卻又任它發霉？經了解，原來在她的自閉世界裡，有一群名叫小本春、小花朵、小吉弟的小人兒，長得活潑、天真、可愛。他們常來找她玩、和她聊天，還會叫肚子餓，所以，她買零食等著他們來吃。我知道與她爭辯沒有用，但我要求她一次不能買太多，如果

小人兒沒有出現的話，就必須把東西吃掉；同時答應她，小人兒真的來時，我會招待他們，但不能讓他們到工廠去，以免影響工作，她欣然同意。當然，這些小人兒從來就沒有出現過！

　　不知何故，工廠第一次舉辦的郊遊，並沒有邀她參加，讓她很不舒服，以為同事瞧不起她。第二次的活動是到南部旅遊三天，工廠卻邀她參加。她非常開心，希望得到我的同意。雖然我也希望她能參加，但我不能保證她在那三天內的身心狀況都很好。我擔心，她在沒有工作的壓力下而出現明顯的精神症狀，就像她下班後一回到病房的情形般；我更擔心，她因此而傷害自己、同事，破壞工廠的旅行……這些憂慮讓我猶豫不決。最後，醫療小組決定，在多方面的準備與約定要自我控制精神症狀之下，還是讓她參加，以旅行評估她應付外界的能力，我們預估，最壞的結果是，她將失去這份工作。三天後，她安然無事地返院，廠方也告訴我她很乖。正當我為自己的擔心感到愚昧時，她卻神秘地說，在旅館看到一個沒有頭的女鬼，小花朵們也玩得很開心，只是同事們沒看見。

　　有了旅遊經驗，我決定除了讓她自行外出工作，更擴展到讓她到郵局存款，到市場購物。因為，她的症狀雖然無法根除，但至少，在她單獨與外界接觸時，她會面對現實情境，其潛能不容忽視。

　　她對家屬的敵意早就出現在妄想裡。常常，她把家屬罵得狗血淋頭，批評得一無是處，家屬也很少來，如果來也只是為了拿診斷書申請貧民補助。她的父親還向我表示，如果醫院有任何新發明的治療方

法可用她為試驗品，縱使犧牲生命也沒有關係。就因為他們的關係不好，所以在她外出工作時，家屬完全沒有參與。但我注意到，在她有薪水可領之後，她的父親常找理由向她要錢。還有一次，她那從未出現過的弟弟，突然跑來病房，瞞著護理師要向她借一萬元。她的反應很矛盾，只要不超過 500 元她都會給，以證明自己仍是個有能力「給予」的人。但事後又覺得委屈，而以妄想方式發洩對家屬的不滿，大罵其父與後母通姦，害死母親，還偷換了她的身子，使她變得又胖又老。

對這種家屬，我已不再有所期望，所以，我的護理目標朝向她的自我照顧，期望她將來能獨立生活，故將她的薪水存在郵局，以保護她的財產。她弟弟想要的一萬元，就因為存款簿及印章在護理站而作罷！

自我成長的驅力尋求改變，讓我常常想起她

儘管，我自以為追蹤工作做得不錯，她也有了明顯的進步與改變。從完全的沉醉於自閉世界到自行外出、逛街、旅行、工作；從完全的依賴進展到有能力「給予」；從毫無積蓄到郵局有十二萬元的存款。然而，她卻在工作二十個月之後，因精神症狀的惡化而拒絕繼續上班。

為了挽回她的工作，我做了很多努力。通知醫師給予加重藥物劑量，屢次代她向工廠請假，安慰她、支持她、鼓勵她，但她沒有辦法再做下去。她深信工廠有人要殺她，而且醫院有 300 萬的救濟金可領，國稅局也有 300 棟的別墅要送她，她大可不必那麼辛苦地做工賺錢。此時，我發現自己隨著她能否上班而患得患失，「除了擔心她很難再

找到一份合意的工作外，我還擔心些什麼？」當我面對自己時，才發現自己沉溺在「失敗」的深淵裡而無法自拔。這讓我很驚訝，原來在挫折的困境裡，我與她並沒有什麼兩樣，不同的是，我比較會替自己找理由掩飾罷了！有了這種覺悟，也就能坦然接受她辭職的決定。

接下來的半年，是她再度遠離真實世界的日子。身上因沒有洗澡而發出異味；廁所的馬桶發現她吐出的藥物，突然地罵人，不斷地寫信給總統⋯⋯。直到有一天，她又從虛幻中醒來，一種內在驅力驅使她重新再注意外界的刺激與四季的變化。然後，她又開始要求要轉到院內的復旦之家。那是一個自治的病房，針對已接受過復健訓練且病情已穩定，而無家可歸的慢性精神病人，提供一個半保護性的環境，對他們採取自我照顧的方式，讓他們自由外出練習搭車、購物、覓職、學習適應社會生活。事實上，除了考慮她的精神症狀不穩定外，她是符合條件的人選。因此，我們又開始並肩作戰，針對轉介條件訓練，包括個人衛生的處

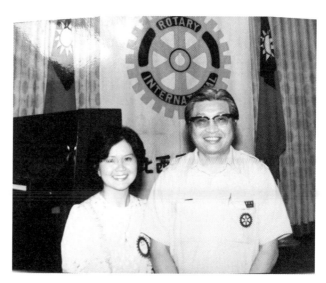

〈常常，我想起她〉曾榮獲扶輪社徵文比賽第一名及一萬元獎金＆台視拍成單元劇《請不要拒絕他》（1983 年作者與創院院長葉英堃合影）

理，合作服藥，增加對外界的注意力，以及自我控制精神狀態。兩個月之後，她終於獲得醫療小組的同意，由復健病房轉到院內的復旦之家。在那兒，有更多的社會刺激、訓練與考驗在等著她……。

也許是她在渺茫的希望中所作的奮鬥，也許是她面對真實世界的那份勇氣，也許是她在無數的挫折中所表現的掙扎與改變，也許是她在一次又一次的打擊後，又站起來接受更多考驗的自我成長驅力，常常，我想起她。

護理長的學習筆記

精神疾病依據嚴重程度可分為兩大類，一為嚴重型的精神病，一般指思覺失調症、妄想症、躁鬱症、情感性思覺失調症及重度憂鬱症；另一則為**精神官能症**，包括憂鬱症、焦慮症、恐慌症、畏懼症、強迫症、慮病症等。精神病與精神官能症之間最大的差異，就是精神病的患者不認為自己有病，且會有人格失常，呈現思考、情感、知覺等嚴重障礙；行動多與現實生活脫節，還會有明顯的幻覺、幻聽等症狀。而精神官能症則是輕型精神疾病的代表，成因可能來自壓力、生理、家族遺傳等，患者通常未失去「行為能力」，也就是還有自我意識，知道自己在做什麼。

精神醫療團隊通常由醫師、護理師、心理師、社工師、職能治

療師、藥師及營養師組成，各有專長，每天透過晨會了解個案變化。一周一次的醫療小組討論會則深入討論每個個案的狀況。能否重返職場主要由職能治療師負責評估、訓練及轉介職能復健，通常先進入庇護工場，待適應後再逐步回歸職場。基本條件乃生活自理能力（移動性、如廁、用餐、精神症狀穩定、儀表清潔等），此外，出席率、服從性、主動性、持續力、基本工作技能及交通能力等也是指標，最重要的是病人本身要有工作意願。家屬的支持、鼓勵也是影響病人能否重返職場的要素之一。

精神病人就業時是否據實告知病情？視個別狀況討論、處理，通常應用角色扮演方式，由工作人員扮演老闆，看病人如何與老闆對談，再依據病人表現教導之。首先，病人須具備公司的基本工作要求，而不是要求公司降低標準。此外，需有聯繫的關鍵人物，最好由家屬擔任。而其出席率及精神症狀穩定度可作為是否續留職場的指標，一旦出現傷人或自傷的行為，則須強制住院。

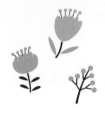

思覺失調症

堅毅的小潔

　　2023 年 7 月小潔終於拿到畢業證書，七年的大學生涯，歷經生病休學兩年、從大學醫藥營養系轉學至某醫藥大學生命科技學系、確診新冠肺炎、從每兩週延長至每三個月往返松德院區注射長效針劑等諸多挑戰，雖然有好幾次想放棄學業，但她都挺過來了，這種不放棄的精神，叫我動容……

　　小潔，19 歲，○○醫藥大學營養系大一下休學，診斷為思覺失調症，首次發病。她原是家裡三個孩子中唯一沒有生病的，父親在她 3 歲時喝農藥自殺身亡，由奶奶、母親撫養長大。2017 年 5 月住急性病房三個月後，因幻聽、妄想干擾，要求開心臟手術以拆除機器人，轉介至又一村（註 1），為重回學校做準備。

在自我探尋中替自己做最重要的決定

　　我透過自我介紹和每天定時的簡短問候，和小潔建立信任關係後，再藉由舉辦全院的徵文競賽——「我在松德的日子」，邀請她投稿，

以便深入與她連結。小潔曾在文中自述了以下的片段——

　　那時候的我，竟然相信我心臟裡裝了一個機器，會發出人聲和自己對話，而那個機器叫做自主監測系統。我認為都是因為那台機器害我的，一直吵著要醫生動手術幫我拆除，現在終於理解原來這就是幻聽、妄想，也慢慢能接受自己生病的事實。

　　雖然如此，這對我來說也是個很艱難的過程，在急性病房的時候常常難過到一直哭，不斷擔心自己是不是無法變得和我生病前一樣，最嚴重時連別人的腳步聲都能影響我的心情，覺得腳步聲在和自己對話，心裡也常常出現一些奇怪的思考，一天要吃將近 10 顆藥，好險醫護人員似乎也發現我的情況，開始慢慢幫我換藥，調整好何時該吃什麼樣的藥之後，很神奇的，那些幻聽、妄想現在幾乎都消失了，而我也慢慢學會如何控制自己的情緒。

　　等小潔的急性精神症狀穩定後，為了協助她重返校園，就轉介到又一村青少年日間留院，目標朝訓練她能有規律的生活作息、也持續幫助她穩定症狀及對應課業的壓力。適應又一村後，小潔開始思考兩個重要議題：

1. 兩週注射一次的長效針劑是否要持續？
2. 該重回學校或補習重考或打工賺錢？

　　於是，運用賦權的理念，我提供多種資訊，再和她討論分析利弊得失，最後讓她自己做決定。小潔決定繼續注射兩週一次的長效針劑，以維持症狀穩定，並計畫一年後重回校園；每週打工三天賺錢，她選擇她認為比較不累的摩斯漢堡店，另外，每週二天參加「又一村」的活動。

　　打工期間，小潔因為動作慢，常找錯錢而被同事抱怨，自責深而出現幻聽、失眠。我密切追蹤，並及時和她會談，以防她精神症狀惡化再度進急性病房，她決定減少打工時間，穩住症狀。

　　打工滿三個月後，小潔決定停止再打工，不再堅持一定要賺錢，覺得身體健康比較重要，明白自己的專長在念書，決定要好好準備回學校，有文憑後才能找到比較好的工作，而不是賺時薪。不過她很擔心，因為太久沒念書了。我建議她逐步增加念書時間，小潔同意。

就像空氣般的重要，在「又一村」學會控制情緒、找到自己

　　我再次運用賦權的理念，透過資訊、資源的分享及提供共同參與決定的機會，以下是小潔在「我在松德的日子」投稿獲選的文章內容，可看見她心路歷程的轉變：

　　我是在 2017 年 8 月底來到又一村的，剛進來的時候很快就適應這邊的生活，也和老師及同學相處得不錯，不知不覺半年就過去了，我慢慢遇到一些難題，例如：我開始思考如何讓自己生活

的更有意義，於是想到我可以去打工，尤其是在我欠了家人一些錢之後，打工賺錢成為我的首要選擇，那時候滿腦子都是要賺錢快點還債的想法，直到我工作一段時間，大致了解上班要做些什麼之後，開始想，雖然賺錢重要，但我真正想要的到底是什麼？護理長問我就算我賺到錢，真的還了他們錢，那又代表什麼，還錢真的有這麼重要嗎？過去花的那些錢就算了，我也不是自願要花家人那麼多錢的。這樣想之後，便打消了我急著賺錢還債的目的，再加上工作職場的人際關係搞得我很頭大，仔細思考後，我決定辭職，準備進入下階段，重考或回學校。

護理長問我當初休學的目的，那時候是因為要重考。而我現在有時間何不開始準備重考呢？於是我便去了趟書局想買參考書回家，我翻了一下，天啊！尤其是數學，我根本看都看不懂，再看看化學，也是一片慘澹，要面對這些我許久沒接觸的專業科目，光想就令我頭痛不已，而且在經歷這麼久沒讀書的時間，要像以前一樣一天花十幾個小時唸書，實在是不可能。

護理長再問我對目前的科系喜歡嗎？其實我並不排斥，雖然不是我的第一志願，但至少也是前三志願，在護理長的協助整理下，我決定重回我以前的科系唸書，雖然因為要見到先前的同學，讓我既害怕又緊張，但這是最適合我的決定了吧，因為我們學的是比較應用的東西，而不是像化學系或數學系那麼鑽研的理論。

在準備上大學前，我只要將以前學過一點的課本拿出來溫習，並準備英文的入學考試就行了，這看起來是比較可行且實際的做法，於是我每天會念兩小時的書，雖然不是太多，但相信經過這段時間的努力，再慢慢增加學習量，以後可以達到段考前兩週，一天念三至四小時的目標。

　　算著在「又一村」的日子也不多了，我八月底便會離開這裡，回學校去念大學，除了打工和升學的問題讓我煩惱一陣子外，還有就是關於我的病的治療用藥問題。我一直有個觀念，便是打針和吃藥兩種比對下，打針是比較嚴重，而吃藥則是病症比較輕的，所以我一直很排斥打針，還和醫療團隊說我希望能改成吃藥。護理長解釋打針的吸收效果比較好且不代表一輩子都要打針。她鼓勵我去想，現階段，什麼對我是最重要的？當然是先穩定我的身心狀況。於是我選擇繼續打針，等上大學更穩定後，再換回口服藥。

　　我覺得「又一村」是很神奇的地方，大家都是因為有困難才來到這裡，而這裡一直都給大家很放鬆的感覺，雖然常常會覺得在這裡或許沒有什麼特別的進步，但又一村其實就像空氣和水一樣，提供一個我們急需的環境來控制自己的病情，讓我們學習能和外界接觸，而且我在這裡也確實有得到幫助，和我一開始認為這裡都是很嚴重生病的人會來的地方不一樣，感謝在這裡遇到的

大家。

其實，為了準備讓小潔重回○○醫學院營養系，醫療團隊曾討論是否將小潔轉介至台中就醫，方便小潔返台中就學。但我與小潔討論之後，她選擇繼續在松德院區就醫，一方面是家在台北，另一方面是擔心同學及老師知道自己罹患精神疾病的負面標籤。小潔於 2018 年 8 月離開「又一村」，重回○○醫學院營養系。

2023 年 7 月小潔終於拿到畢業證書，七年的大學生涯，歷經生病休學兩年、從○○醫藥大學營養系轉學至○○醫藥大學生命科技學系、確診新冠肺炎、從每兩週延長至每三個月返松德院區注射長效針劑等等諸多挑戰，雖然有好幾次想放棄學業，但她都挺過來了，這種不放棄的精神，叫我動容……

PS 後記
準備出書時，我將文稿寄給小潔看，問她同意不同意公開？內文是否要修正？小潔回覆：「這些內容就是我的心路歷程！能讓護理長把它放進書中，我很開心！」

註1：「又一村青少年日間留院（簡稱又一村）」成立於 1997 年，乃專為 12-25 歲青少年提供精神復健的日間留院，人數約 50 人，年齡層分佈以 15~24 歲最多，占 76%，男女比例為 1 比 1，其中思覺失

調症占 50%，情感性精神病占 18%，情緒障礙占 10%，亞斯柏格症占 10%，智能不足、強迫症與行為障礙各占 4%。

註 2：正性症狀包括妄想、幻覺等一般人不會出現的症狀；負性症狀則是缺乏一般人具有的特質，如：反應變慢、缺乏社交技巧等。

護理長的學習筆記

認識思覺失調症

「思覺失調症」（Schizophrenia），舊稱為「精神分裂症」，2014 年起正式更名為「思覺失調症」，主要是患者呈現在思考與知覺的嚴重障礙，如妄想及幻聽等，導致對現實的感覺及判斷混亂、失序，而出現混亂、失序的奇怪行為，長久影響到就學、就業及家庭生活。

思覺失調症是一種慢性病，因此，急性期穩定後，仍需持續性的照護，如保持規律性、結構化的生活模式，避免輪班、熬夜的工作型態，其他如社交功能訓練、職能治療等。而黃金治療時間是在發病兩年之內，愈早接受穩定治療越好，一旦病程拖延太久，腦細胞持續受到損傷，病人就可能從「正性症狀」發展為負性症狀，**病程超過兩年以上者，稱為慢性思覺失調症。**

妄想（delusion）

是一種不受相反事實和邏輯推理所糾正但堅信不疑的信念。常見的妄想型態有：被控制妄想、被害妄想、自大妄想、軀體妄想、宗教妄想、情愛妄想等。妄想的最大特徵是妄想內容的核心完全涉及自我，如「他人要加害於我」、「我是有罪的」等。其次，妄想是獨特性的，與教育、文化、風俗有關。妄想是目的性的，病人會不自覺地過濾掉某些內容，只留下對自己「有用」的材料，來證明自己的正確。舉例有位病人在加護病房的嚴密監控下，屢次讓病房的馬桶嚴重阻塞，工務課從糞管中撈出大量的衛生紙、衣褲及牙刷。後來我才明白，他自以為是中東的王子，被敵人迫害、監禁，想利用糞管建造潛水艇逃脫。

知覺障礙（幻聽）

最常見的幻聽，是一種聽知覺上的障礙、病人的主觀經驗，當周圍沒人時，病人會由耳朵聽到有人說話的聲音，除了說話聲音外，亦可能聽到音樂或其他聲音。臨床上常見病人自言自語、無故點頭、搖頭、大笑或生氣，因而傷害自己或他人的行為。

幻聽的內容和病人的教育程度、生活背景、文化風俗及壓力挫折有關。幻聽在急性期大都是在批評指責，或命令他做一些事。例如我曾照顧過的一位青年，用菜刀將自己陰莖剁碎，被縫了100多針，是為了要救全家人的性命，因為他聽到三太子說，若不自剁陰莖，他的家人即將斃命！而幻聽在復健期，有時則是聽到讚美、說

笑話等。例如，有位中年女病人大聲地自言自語，和幻聽對話，笑得直不起腰來。我好奇問，只見她先和幻聽商量後，再對我說：「對不起！他說，這事兒，不能讓阿長妳知道！」

出現妄想與幻聽的照護

首要之務乃與病人建立信任關係後，才能了解病人妄想、幻聽的內容。我認為這是精神照護最迷人之處，當病人願意信任你，告訴你怪異行為背後的原因時，你就能進入病人的奇異世界與病人同步，進而提供照護策略。

臨床上可藉由抗精神病藥物、規律作息、工作、活動等增進病人對現實的了解與接受，但不建議和病人爭論妄想的真實性。對於幻聽，則可運用轉移注意力的方式，與病人討論他個人願意使用阻斷幻聽的方法如看電視、聽音樂、洗澡、運動、大聲喊「停」等。醫護人員常用病人是否知道哪些聲音是幻聽來判斷有無病識感。

藥物治療很重要，建議找一位相應的主治醫師，長期、規則追蹤治療。相對於口服藥物，長效針劑更能幫助血中藥物濃度維持平順，目前思覺失調症的長效針劑有 1 個月、3 個月，以及 6 個月施打一次的劑型，病友、家屬可與主治醫師依據照護需求共享決策（SDM）。

情感性思覺失調症

希望每天都可以到醫院

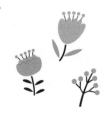

　　終其一生，她為精神病所困，又因為缺乏病識感，曾住院 23 次，直到呵護她的父親中風後，她才驚覺要參加精神復健。與工作人員建立信任關係後，她希望每天可以到醫院參加活動，與人互動，因為其他地方並不歡迎她……

　　她很出名，因為發病時言詞犀利，總是傷人要害；她很出名，因為每個病房她都住過，潑辣是對她的形容；她很出名，因為年輕時身材姣好，臉蛋漂亮。

　　她，57 年次，17 歲發病，單身，高職肄業，獨居，診斷為情感性思覺失調症，**曾住院 23 次，缺乏病識感（不認為自己生病），服藥的遵從性差（未規律服藥）**，自行減藥而多次發病住院，是全院工作人員公認的麻煩個案。她曾被她父親送至玉里療養院，後因「捨不得」再接她回家。

規律復健，並幸運度過喪父危機

住過玉里療養院後，她一改過去潑辣的習性，可維持規律生活，並於 2016 年 5 月 30 日，發病後 30 年，48 歲，第三度被轉介至松德院區的成人日間留院，接受復健照護。當時，寵愛她的父親已中風，住安養中心，和繼母已無往來，二哥變成她的醫療決策關鍵人。二哥信任醫療人員，了解情感性思覺失調症為慢性病，需長期服藥控制病情，鼓勵她規律參加復健，以穩定病情，期待她不要再惹麻煩。

她獨居於台北信義區一棟四層樓公寓的二樓，因發病時曾多次干擾鄰居，與鄰居保持疏離的關係。第三度被轉介至日間留院後，她意識到自己必須維持病情穩定，方能避免與鄰居爭吵，因此，她規則服藥，並接受每兩週一次的長效針劑，且運用服藥登記表，記錄自己的服藥時間，也會對個管師表達服藥造成的副作用及想要工作的意願，諸如：「我覺得自己很胖，而且都會手抖，就算想要工作，也擔心做不好。」「我想賺點錢給哥哥看，不要一直靠哥哥，覺得自己很沒用。」

除了規律出席，參與活動外，她曾多次於我所主持的生活討論會中提出建議，希望日間留院週末假日也可以有活動，好讓她有地方去。因此，我牢記她的期待。

2016 年農曆春節期間，她父親突然過世，由於她曾是父親的掌上明珠，與父親連結緊密，醫療團隊企圖協助她度過喪父危機，由主治醫師先和急診室同仁溝通協調後，鼓勵她每天到急診室報到，再讓急診室護理師監測她服藥，只為過年期間有人和她說說話。很幸運地，

她安然度過喪父危機。

曾經公認的麻煩個案，一步步地踏上人生軌道

2016 年 11 月我們院區和錫瑠環境綠化基金會合作，辦理「給台灣梭欏樹一個家」專案，目標乃改善松德院區大門口台灣梭羅樹區腹地。專案的活動設計內容，有三次邀請社區里民共同參與的機會，除了參訪生態醫院，還可以參與盆栽栽種等活動，時間都在週六早上，最主要的是都有一盒點心。於是，我三次都邀請她參加，她每次都全程參與。為了幫助她的精神復健的進展能往前推進，我鼓勵她於最後一次活動時，公開發表參加感言。

「我真的可以嗎？」她很驚訝地問。「只要說參加心得即可。」我解釋，並建議她可藉由講稿的準備，以舒緩焦慮，且表達我可以先和她一起看看她的講稿。她既期待又怕受傷害。她的個管師及二哥也都鼓勵她要試試看。考慮了三天，她終於點頭，認真準備講稿，再和我討論。

2017 年 2 月 23 日早上，松德院區舉辦台灣梭羅樹大型解說牌揭牌儀式，她成為特別來賓，發表兩分鐘的參加活動感言。這是她發病30 年來，第一次公開發言，超越她的低自尊，跨出了第一步。

接著，再往前推進，我鼓勵她於 150 人的日間留院家屬座談會中，分享自己的生命故事。此時，按時服藥、規律參加活動的重要性已逐漸顯現，她不僅說自己的經驗，還趁機再表達，希望每天都可以到醫

院參加活動的願望。一般人都不喜歡到醫院，特別是精神病院，她卻希望每天都可以到醫院！

　　更往前推進，跨出日間留院至其他行政科室工作，也是精神復健很重要的一步，於是我鼓勵她接受院內工作助理的訓練，雖然一個月只有 2500 元的獎勵金可領，至少是她自己賺的，她點頭如搗蒜……

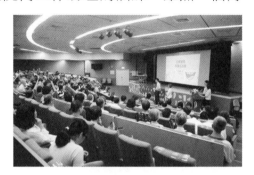

成人日間留院家屬座談會

　　後來，她持續擔任院內工作助理多年，雖然仍無法踏出精神病院，但，成為一個有工作、有用的人！

護理長的學習筆記

　　情感性思覺失調症（Schizoaffective disorder），包含思覺失調症的症狀，如妄想和幻覺，但同時又有情感疾患（Mood Disorder）的症狀，如重鬱或狂躁。精神病人和家屬在面對精神病與精神復健時，可參考下列建議。

- 罹患精神疾病不是羞恥的祕密。接受自己或家屬生病的事實。首要之務就是要有「病識感」，很多人會否認、逃避、偽裝、拒絕，不願正視自己生病，但往往「愈掙扎，陷得愈深」。

- 無時無刻想著「我為什麼會生病？」只會讓人更絕望、更不甘心。不必再問「為什麼是我」，你可能就是累了、病了，身體已經在對你發出求救訊號，到了需要停下來，好好照顧它的時候了。

- 保持規律作息。睡得好、吃得好、按時服藥，是紓解焦慮最根本的原則，因為任何需要花心力去調適改變的都是壓力，一旦生活規律，則要應付的變化就會減少，焦慮可因而減少。

- 學習放鬆。慢慢地、深呼吸、靜坐、唱歌等，學習任何您可以讓自己放鬆的方法。保持規律運動，以抒發負面情緒。

　　精神疾病是一種退化性腦部疾病，需及早進行精神復健，預防功能退化，增進生活重建能力，諸如：訓練規律作息、按時服藥、娛樂治療、社交技巧、日常生活處理能力、工作態度、心理重建、就學、就業、獨立生活。精神復健的資源包含復健病房、日間留院、夜間留院、社區復健中心、庇護型工作場、康復之家、居家治療。

送病友腐臭烤鴨的英文老師

　　我建議須及時停止英文課。主治醫師考慮慢慢處理。我堅持得立即結束。主治醫師問怎麼處理。我補充說，用角色及身分的角度處理，她是學員，不是老師！主治醫師再問，還可以再怎麼處理？「用健保局的規定，只有工作人員能開課，方符合健保局的規定。」熟悉法律的職能治療師回應。

　　王〇霞，女性，68歲，已婚，英文老師，診斷為躁鬱症。不知道從什麼時候開始，她在日間留院開授英文班，病友開始稱呼她為〇霞老師，漸漸地，她也以「老師」自居，她的親朋好友都以為她是到日間留院教英文；而她所開授的英文課恰巧是日間留院的十位病友所期待的，英文課的時間剛好在全部工作人員開會之際。因此，沒有任何工作人員了解她英文班的內容。

個管師默許，在日間留院當起英文老師

　　早在一年前，護理師就開始反映王〇霞挑戰日間留院的規範，出

席率差，未參加任何活動，只教她的英文課，若工作人員不順她的意，她會對工作人員咆哮，我也領教過。團體心理治療前十分鐘，我正準備場地，她不理會我的催促，仍把她的包包及茶杯擺在桌上，繼續看報喝茶，且瞟我白眼：「要開什麼會？」

王○霞不把我這個護理長放在眼裡，對其他的工作人員更不用說，唯一的例外——對掌握她能否續留在日間留院的主治醫師。

由於日間留院採用個案管理人制度（簡稱個管師），病人的所有事情全由個管師負責，如症狀惡化會由個管師了解後，再請醫師調整藥；換言之，個管師最大。王○霞是心理師的個案，心理師認可王○霞可以當志工開英文課，而英文課又恰巧是病友們所期待的，因此，王○霞的英文課得以持續。

腐臭烤鴨當獎勵，引起一陣風波

有一天，醫療小組開會時，護理師報告，王○霞送一隻腐臭的烤鴨給一個低智商病友當獎品，並強迫推銷上英文課的病友買翻譯機及課本，引發家長的質疑。其實，心理師早已處理過強迫推銷的事，王○霞也答應不再強迫病友買東西，但顯然她只是口頭說說罷了。

我建議須及時停止英文課，而主治醫師考慮慢慢處理。但我仍堅持得立即結束英文課。主治醫師反問我怎麼處理。

「用角色及身分的角度處理，她是學員，不是老師！」我說。

　　主治醫師再問，還可以再怎麼處理。「用健保局的規定，只有工作人員能開課，方符合健保局的規定。」熟悉法律的職能治療師回應。

　　「好極了！下午由個管師及職能治療師帶王〇霞到我門診來一起會談。」主治醫師表示。我想我一定得出面。

　　一進門診診間，王〇霞很焦慮，面對個管師、職能治療師、護理長及主治醫師，她解釋送病友烤鴨是一種鼓勵，而烤鴨的臭味是醃製的特殊佐料所導致……

　　主治醫師從角色及身分切入正題，職能治療師再用健保局的規定接續，我說明她送烤鴨當獎品的行為已引發家長生氣，準備要告到院長室。

　　王〇霞很快就知道這是警告，為了能持續在日間留院，她立刻表示會停止教英文課，並保證增加出席率及每週至少參加三種活動。不過，職能治療師認為王〇霞只是暫時妥協，這事還得再追蹤。因此，我密切注意後續發展，王〇霞這次可遵守約定，每週出席三次，停止英文課。有主治醫師出面真的不一樣啊！

　　主治醫師是醫療團隊中握有最大權利者，連病人都看在眼裡，但我認為身為其他醫療工作人員必須為低智商的弱勢病友挺身而出，必須為他們發聲，以維護其權益；保持緘默，則是一種鄉愿的罪行。

護理長的學習筆記

　　成人日間留院成立於 1973 年，是一種非全日住院的治療方式，結合主治醫師、住院醫師、護理師、職能治療師、臨床心理師、社工師和藥師等專業人員，個案白天至醫院進行復健、接受治療，晚上返家，以增加患者獨立生活能力，避免與社區、家庭脫節。換言之，日間留院乃提供精神患者回歸社會與家庭的過渡訓練場所。

　　成人日間留院的復健特色有二：

1. 採個案管理照護模式：由醫療人員擔任個管師，如醫師、護理師、心理師、社工師、職能治療師等，負責個案的評估、治療計畫之執行、協調服務、轉介、病情監測等個別服務。

2. 為提供多元化團體課程：美術課（由志工美術老師及護理師負責），金頭腦團體及電腦班（由心理師及住院醫師負責），疾病藥物適應團體（由主治醫師及藥師負責），生活座談會（由主治醫師及護理長負責），獨立生活團體（由職能治療師負責），工作訓練團體包含文書、美食便當、咖啡屋、環保尖兵、電腦打字及工作助理等，由各醫療人員負責。

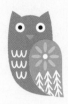

開創精神障礙者的
音樂創作團體

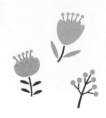

　　56 歲的留美女碩士，30 年來飽受幻聽及妄想折磨，四年前，她接受卵巢癌手術之後，雖然雙腿腫脹如巨象大腿，但仍規律出席日間留院。獲邀進入音樂創作團體之後，她主動報名參加公開演唱會，她說她想在死前見見世面！

　　精神疾病是一種慢性病，很難治癒。我常常在想，除了抗精神病藥物之外，還有什麼可以讓病人有意義的「帶病生活」「與病共存」？適巧，在「2011 第三屆主體性敘說與生命療癒研討會」上，我深受陳柏偉老師創作的歌而落淚，那首歌描述一個因工傷而殘廢的青年，出院時仍需要他父親揹才能進家門，而門檻是那麼高……；同時驚見他具備多項樂器演奏能力、會作曲及作詞，多年來藉由音樂創作為弱勢族群的勞工發聲。於是，我寫企劃案，聘請他到成人日間留院來開課，希望藉由團體的共同創作歌曲，為精神復健的歷程留下文字與聲音。

從零開始自給自足的音樂創作團體

成人日間留院於 2012 年 3 月 5 開啟音樂創作團體。我堅持想參加音樂創作團體的人，必須親自向我這個護理長報名，報名的條件：喜歡唱歌（不會唱歌沒關係）及準時規律出席（有事需親自向我請假）。

創作流程則是由陳老師先了解學員們一週來的生活感受，發聲練習後唱歌，接著，集體創作、討論並修正歌詞，待歌詞修正至全體滿意後，再共同譜曲，最後，練習敲打非洲鼓。

團體結構陳老師主導，我扮演協同帶領者角色，並儘可能減少對學員的干預，讓他們自己運作，每個人發展自己在團體中願意承擔的任務，如點名、幫忙叫人、準備場地搬椅子及非洲鼓、幫陳老師準備茶水及清理茶杯、抄寫歌詞、上網查資料等。

音樂創作團體成立之初，礙於護理長的權威角色，我猶豫是否對他們的歌詞提供意見。陳老師認為我的發言可以帶給學員刺激，否則，大部分的學員都很淡漠，他們不在乎別人說什麼，也不知道發生了什麼事，甚至連彼此的姓名都不知道，即便在日間留院一起生活多年。因此，我接受他的建議，對於歌詞表達不同的看法，但在表決時，我也只有一票的權力。

半年後，音樂創作團體創造出兩首歌，從學員的回饋中顯示，他們感受到成就感、有趣，希望這個團體能夠持續。因此，我再擬訂續辦計畫，申請講師費；同時，音樂創作團體受邀於日間留院家屬座談會中演唱，深獲家屬及學員們肯定。

　　一年後，我們一起創作出九首歌曲，大家覺得很有成就感、很有意義，我想要出版 CD，為精神障礙者的復健留下紀錄。在取得主治醫師支持後，我積極撰寫計畫案，歷經九次簽呈被駁回，終於克服公立醫院官僚體系的刁難，讓出版 CD 的計畫案順利通過。而這段充滿阻礙的過程中，促成我克服困難的是一位女病人的感召。

幫助人生最後階段的她圓夢，促成 CD 出版

　　李〇玲，56 歲，留美碩士，四年前，她罹患卵巢癌，因手術後的淋巴回流，導致雙腿腫脹如象腿，但仍規律出席日間留院。多年來她飽受幻聽及妄想折磨，沉溺在自己的世界中，雖然常常靜坐於角落，面無表情，但其內心卻波濤洶湧。我親自邀請她進入音樂創作團體，她欣然同意。雖然她的歌聲並不突出，但總是能規律準時出席。

　　每次見到她，我就很想哭。她總是拖著那雙腫得不能再腫的象腿，每天搭公車、再步行一公里走到日間留院。參加音樂創作團體後，明顯看到她的改變──從沉溺於幻聽及妄想的世界，到主動報名參加「2014 年的健心盃精神障礙者社區才藝交流競賽」，並於衛生福利部舉辦的「Living with Schizophrenia 精神康復之路成果發表會」中演唱《有聲音告訴我》，勇敢且坦然面對媒體，與她之前的退縮完全不同。

　　她說：「想在死前見見世面！」

　　我發誓，無論遇到甚麼困難，一定要完成 CD 的錄製，儘我所能，讓她快樂地度過剩下的日子……

而我？慶幸自己能成為幫她圓夢的人！

從錄音 DIY 開始，學員的成長不斷讓人驚豔

由於公立醫院招標的外控因素太多，陳老師決定自己錄音，每次他都搬來一車的錄音設備；而錄音工作極具挑戰，特別是在充斥著總機廣播的精神病院中。我們找到三個地方嘗試錄音，最後陳老師決定在第三講堂進行。以歌曲為單位，分為九個小組，學員可自由、重複的選擇參加。由於學員不習慣戴耳機、站著唱及單獨唱，因此，陳老師先錄主唱者，再錄其他配音者；我搬來椅子讓學員坐，果然有效降低錄音壓力！我不斷鼓勵大家要一起努力，要體諒陳老師的辛苦，多多配合，沒有輪到錄音的人不要打瞌睡、不要製造雜音，要多練唱等等。

音樂創作團體採取開放性方式，在長達 40 個月的運作期間，參與成員維持在 30 人左右，因為病情變化的關係，成員總是來來去去，但透過幾個小故事，可以窺見成員們如何透過電腦班與美術課等橫向連結，完成任務且同步成長。

• 一向焦慮卻主動救援的他

有幾位病友新加入，他們對於已完成的九首歌都不熟悉，因此，我拿老師錄製的 CD 給學員吳○永保管，希望新加入者可以一起練唱。隔天，我的辦公桌上就出現 6 張複製好的 CD，原來是吳○永主動找電腦班的學員幫忙複製的，橫向連結電腦班，讓我驚奇不已！吳○永是

一個非常焦慮的男人，坦白說，我對他沒有任何的期待，想不到他竟然發揮主動求援的能力，讓我見識他的另一面！

● 開啟新技能的阿琴姐

在第三講堂錄音時，林○琴。這位 65 歲國小畢業的家庭主婦這時出現，在未參加音樂創作團體之前，常有許多的身體抱怨，活動時無精打采；參加後，常主動幫忙我分擔雜事，逐漸成為病友口中的阿琴姐。阿琴姐原本不會電腦，參加團體後，她看到電腦的妙用無窮，既可以上網查資料、選歌、聽歌，還可以錄音、複製 CD 等，啟發她主動重新練習注音符號，並開始參加電腦班。一年後，她學會打字、上網搜尋等，這些蛻變是我開創音樂創作團體時所始料未及的效應。

● 「奇夢子合唱團」的誕生

有次陳老師請假，我帶大家討論出版 CD 的事。主唱者施○凱提出三項建議：一乃希望出版 CD 時，可以舉辦餐會，大家都很想有餐點可以吃。於是我決定自費請大家吃一位學員家裡販售的古早海鮮麵。再者，作者群命名為「奇夢子合唱團」，獲得大家一致同意（為保障精神病患者的人權，不只有精神衛生法限制媒體不得以負面字眼形容精神病患，臺北市衛生局更推廣以「奇夢子」，也就是日文的 KIMOGI 來稱呼精神病患者，希望替精神病患者去污名化）。最後則是關於 CD 的封面設計，他建議請美術課的老師幫忙設計，大家再集思廣益，決定採用每個人的自畫像，橫向連結美術課。

精神病人勇敢為自己發聲

音樂創作團體受邀於日間留院家屬座談會中演唱後，同事都說《有聲音告訴我》這首歌非常有創意，鼓勵我們去參加 2014 年 7 月 12 日的「健心盃精神障礙者社區才藝交流競賽」，和陳老師商量後，他欣然同意。有 11 個學員主動報名，其他人則是因為歌詞背不起來而放棄，很幸運地，我們得到冠軍。接著，再獲衛生福利部邀請，於 2014 年 10 月 9 日的「Living with Schizophrenia 精神康復之路成果發表會」中演唱《有聲音告訴我》，以建立社會大眾對於思覺失調症的正確認知，為精神病患去汙名化。

對於精神病患而言，這是非常不容易的，他們必須勇敢面對新聞媒體，公開承認自已是被社會視為不定時炸彈的精神病人，以真實面貌及誠摯的歌聲出現在媒光燈下，表達精神復健歷程的艱苦與歡樂。

與幻聽共存是考驗，也是《有聲音告訴我》的創作靈感

《有聲音告訴我》旨在描述精神病人的幻聽經驗，長達七週的創作過程中，看到團體的轉變。剛開始，學員用衛生教育的觀點，理智地談幻聽，有人說過去就過去了，不要再回想。於是，團體轉到幻聽曾帶給他們的歡樂，例如幻聽會引導他搭公車、教他唱歌，還有被美麗的小姐所愛慕等等。接著，有人可以開始談他受制於幻聽而跳淡水河、跳樓而導致雙腿骨折的過去，團體經驗著凝重、悲傷的氣氛長達三週。最後，一向沉默的學員小瑋說，要學習與幻聽共存，要是能夠

分辨幻聽，表示有病識感，願意承認罹患精神病的事實，就會願意帶病生活，開啟精神復健的歷程。

　　我的目光從曾經跳樓的大雄轉移至小瑋身上。這位身形纖弱、聲音細小的 30 歲青年，從中山醫學院營養系大二罹患思覺失調症至今，我還清楚記得他常穿著十年前營養系實習的白色長袍到醫院，曾經私自拿走我辦公桌上的眼鏡盒而被病友發現，曾經在超商偷東西而被移送警察局，他像遊魂般靜靜地穿梭於日間留院，而今他竟然承認自己生病了，要與幻聽共存……

《有聲音告訴我》

有聲音告訴我，要保護地球，指引我搭公車，扣上安全帶。
有聲音告訴我，要專注抄經，提醒我吃藥，還教我唱歌，
還有美麗的小姐要給我做某！

有聲音干擾我，吵個不停，嘲諷我缺點，害我亂刷卡亂罵人。
有聲音干擾我，不聽不行，威脅我安全，逼我跳樓跳河，
還有討厭的壞人叫我幹壞事！
有聲音告訴我，要分辨幻聽，好壞都接受，與疾病共存。
規律作息，參與復健，與人互動，帶病生活，
還有未來的夢想等我們追尋！

有聲音告訴我，要分辨幻聽，好壞都接受，與疾病共存。

規律作息，參與復健，與人互動，帶病生活，

還有未來的夢想等我們追尋！

郊遊路上的點滴都化為文字，創作了《郊遊歌》

《郊遊歌》旨在描述成人日間留院每年春秋兩季的郊遊體驗。郊遊指搭乘大型遊覽車到台北市以外的地區遊玩，當日來回。研究指出，精神障礙者大都因為生病及低社會經驗的關係，其主要休閒娛樂是看電視。因此，郊遊是學員們期待的，春季郊遊結束後，就盼望秋季郊遊，年復一年⋯⋯

郊遊通常有 120 位學員及家屬參加，分乘四輛遊覽車，學員及家屬只要自備午餐，其他開銷由醫院支付。而工作人員從編列預算經費開始、討論地點、探勘、行程規劃、提供報名、安排座位、陪伴出遊到檢討紀錄等。

上廁所的地點是工作人員於郊遊探勘的重點之一，也常常是隨機應變的考驗。有一次在大溪公園，我發現一位男病患呆立於公廁前，仔細一看，他的長褲、鞋襪沾滿水瀉的稀便，不知所措。當時我的身上只有圍巾可應用，故將他帶進男廁用圍巾清洗；同時，聯絡主治醫師，請其他同事分頭到大溪街道幫忙買男內褲、外褲及拖鞋。幫他清洗時，我被他右臀的一個 10 公分大的肉瘤嚇一大跳。他，大學畢業、

家境不錯，怎會連長了大肉瘤都不自知！？郊遊過後，才請家屬帶去會診、切除，手術後，再回日間留院參加活動。

　　還有一次經驗更讓我終生難忘。郊遊結束返回醫院途中，我們在石碇休息站如廁後，遊覽車剛開上高速公路，有位女病人從後座衝到前面，說她肚子痛，當眾就拉下褲子。情急之下，我抓了旁邊的大垃圾桶給她當馬桶，再幫忙她坐穩身子，讓她得以在高速行駛的狀況下，將大便順利解在垃圾桶中，那是我見過單次排便量最多的半桶大便。當刻，若有人問我護理是什麼？「能讓一個人舒爽地大便！」就是我的答覆。大便當然不會是香的，但這種涉及隱私、親密接觸的照料項目，卻是我從事護理工作的基本，也是我和被照顧者連結的開啟。

　　而對學員們來說，吃是他們最在意的。平時日間留院的任何活動都不能與午餐時間牴觸，每個工作團體的年終檢討會學員都希望有餐點，家屬座談會更不用說。而郊遊探勘重點之一，便是找尋可靠的商家，以便學員享受到安全衛生的便當。這些旅途上的點滴，都成為創作來源，從學員的創作歌詞可見一斑，如：要帶藥、上車前要上廁所、在車上歡唱卡拉 OK、買名產、吃便當等快樂的回憶，都化為文字。

《郊遊歌》

美麗的風景一望無際沿途歡唱樂在其中
好友來相伴特別開懷良師相隨平安穩妥

出門前記得帶藥 上車前先上廁所

準時集合快樂出發

司機開車很辛苦，老師規劃行程很用心

爭取經費不容易飲水思源要感激

便當真好吃廚餘分類飯後散步幫助消化

團隊的行動安全第一快樂出門平安回家

買名產節約用錢賞美景照照相片

留下美好快樂回憶

司機開車很辛苦，老師規劃行程很用心

爭取經費不容易飲水思源要感激

《有聲音告訴我》

https://www.youtube.com/watch?v=tKi74Znou0E

《郊遊歌》

https://youtu.be/8Y7YMfnCMgc

（陳柏偉老師（采畦多媒體工作室）＆臺北市立聯合醫院松德院區同意權使用）

銀行副理或流浪漢？

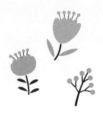

眼前的這位老人就如同我理想中的老人般，符合他原本的銀行副理身分，溫文儒雅，他怎會是我熟識的日間留院病人？

首次目睹囤積行為是到成人日間留院的梁姓學員家中探視，只見整個空間被雜物堆滿，達 180 公分高，只剩一條單人通道從客廳到臥室，即便床上也只剩單人可躺的空間。而邱先生的囤積行為則顯現在他每天從家裡往返醫院途中。

衣著不合時宜，出門帶雜物彷若流浪漢

邱先生，65 歲，大學畢，銀行副理，診斷為慢性思覺失調症，43 歲發病，病情穩定後轉至成人日間留院已 13 年。邱先生外表像流浪漢般，衣著不當，夏天穿毛外套，再圍毛圍巾，冬天穿短褲配白短襪，頭髮油膩，身上有異味，胸前掛著 3 條霹靂包，手提 4 至 5 個塞滿雜物的大購物袋，他的出席率差，也很少參加課程活動，很難與他建立信任關係。後來他因出門時一定得同時推 2 台推車才夠裝雜物，造成他女兒的嚴重困擾，經女兒要求住院治療。

由於院長室屢屢要我回覆他的紅卷宗，讓我對他印象深刻，他常常寫訪客建言，譬如說為何精神病患的薪水少、為何工作人員要輪調之類，讓我這個單位的護理長為了答覆訪客建言，而疲於奔命。日復一日，平時我會利用護理長值班查病房時，探視於日間留院因症狀惡化而轉至慢性或急性病房的學員，以保持我和學員間的連結。

判若兩人，原來是持續用藥帶來的神奇效用

2017 年 5 月 10 日小夜，正值我輪值，計畫探視邱先生，他被轉進慢性病房調整抗精神藥物治療已兩個月。

當班護理師告訴我，邱先生被一位青少年同志病人性騷擾。這事如果發生在成人日間留院，以邱先生的慣性，他絕不會善罷甘休，然而當我探視並表達關心時，他竟然說不理他就好了，不礙事的。當時，我嚇一大跳，眼前這位老人不是我所熟悉的流浪漢。他，身上沒有異味，衣著合宜，言談溫文儒雅，符合他原本的銀行副理身分、我理想中的老人形象。

接著，我再問他，為何平時需要帶那麼多東西出門？是幻聽命令他帶的嗎？這個疑問已在我心中醞釀三年，始終無法獲得他的解答。邱先生說他的確曾在發病初期有過幻聽，但後來就不曾再出現過。「帶那麼多東西出門，是因為不帶會很難過。」他再鄭重地解釋。

原來是這樣啊！平時顯現在他身上的囤積行為——胸前掛著 3 條霹靂包，手提 4 至 5 個塞滿雜物的大購物袋。最重要的是，若不攜帶會很難過，這是一種強迫症！原來他的症狀是思覺失調症與強迫症共

病。然而，邱先生讓我見識到規則服用治療劑量的抗精神藥物的神奇效用！原來他是可以恢復到原本銀行副理身分的溫文儒雅，原來多年來我所見到的邱先生是在未達治療劑量的狀態，這也正是日間留院的缺憾，學員雖然可以每天回家，但若家屬未能如實督促服藥，症狀就會惡化而須住院治療。

　　精神疾病的原因到目前為止，雖然無法用明確的生化檢驗數據做為診斷依據，但透過正子造影、功能性磁振造影等影像醫學，解釋精神疾病的原因與腦部神經傳導物質失衡、腦部病變及體內化學平衡的改變有關，諸如：思覺失調症與多巴胺過高有關，而焦慮症、憂鬱症、強迫症則與血清素低下有關。因此，腦部神經傳導物質失衡理論也成為抗精神藥物治療的理論基礎，可藉由藥物控制、改善精神症狀。因此，我們鼓勵患者早期就醫、規則服用達到治療劑量的藥物。

護理長的學習筆記

思覺失調症合併強迫症

　　精神科醫師胡海國表示，思覺失調症是因其腦部病理位置涵蓋範圍廣泛，若影響到其他精神疾病的病理位置，則可能合併出現焦慮、憂鬱或強迫症等症狀，此個案以思覺失調症為主軸，後來再合併出現強迫症。另外，有國際醫學研究發現，超過兩成的思覺失調患者，早期以強迫症症狀被注意，後來確診為思覺失調症，但思覺失調症和強迫症是不同的。

與花相會

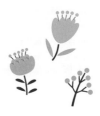

　　藍醫師自從調到 4D 病房以後，4D 病房就一直是我們必經的一站。月芸一見到藍醫師就盯著他看，一直看，一直看，直到我輕輕地碰碰她為止。等出了 4D 大門，我忍不住對月芸說：「看一下就好，看太久別人會笑的，知道嗎？」月芸細聲地回答「知道了」。突然，她大笑起來，笑聲迴盪在長廊間……

　　星期一是我們「又一村」青少年日間留院「捻花惹草工作坊」送花的日子。我緊盯著阿萍，這位 18 歲的少女對著鏡子照了一遍又一遍，調調帽子以便藏住前額的青春痘，再擺一個 pose，嘴裡還不停嘀咕著：「如果我能夠再瘦一些些……」

　　「阿萍，都十二點半了，上過廁所？帶衛生紙？今天送的是什麼花？」我再次提醒她。她是今天負責收款的學員。

「捻花惹草工作坊」的誕生，化夢想為真實

　　我負責訓練內勤學員，每次三位，都是慢性思覺失調症，注意其

服裝儀容、社交技巧及金錢處理能力，其中兩位將包好的花束放在菜籃推車中，或手拿臨時加訂的特別花束，另一位負責收款，每月輪換收款工作。三位學員中，阿芬已可獨當一面，送花前我只要瞭解當天有無特別的花束即可；如果收款的是月芸，就得看她油膩的頭髮前一天洗了沒，還得注意當天是否會碰到她的戀人──藍醫師；阿萍是最讓我不放心的學員，她容易緊張、焦慮，而且音量高亢、大聲，說話直白，開心時還會搖屁股……

自從醫院特別為一群罹患精神疾病的青少年成立青少年日間留院「又一村」後，為了提供各種復健治療，「捻花惹草工作坊」就在工作人員的夢想中誕生！

透過預訂的方式，以月為單位，每週送一次花，只要 290 元，即可享有每月四次的驚豔。美蓮護理師和一外勤學員每週一早上搭乘醫院的公務車到濱江花市購花，再回「又一村」整花、包花，然後分別由外勤學員送往醫院附近的社區，院內客戶則由內勤學員負責。和主責花坊業務的美蓮護理師核對過花束數量後，我們四個人就往第一院區的第一站，社會服務室。社工師是我們花坊最大的客戶。

送出包含心意的花束，連繫著不同的人生故事

楊社工師是當初開創花坊的工作人員之一。雖然她早已調離「又一村」，但她成了我們的客人，而且還訂三份花束。聽說，她就要離職。我皺著眉頭，嘆氣道：「又少了一個客人。」

「不對，是少了三束花。」阿萍提醒我。接著她叨念我總是擔心，客人多了，擔心美蓮護理師忙不過來；客人少了，擔心花坊會倒，難怪會長白頭髮……

「妳們的美蓮護理師從來都不會忘記我的特別交代，真是不容易啊！」董社工師接過特別搭配的玫瑰花束，很滿意地對著我說。「是啊！150 位客人，她總是記得客人特別的吩咐！」我很慶幸自己能遇到美蓮這樣認真、主動又貼心的好夥伴。

接著是門診的護理師小姐。「下個月還有嗎？那個人會繼續送花給我們？」每一次護理師們總是高高興興地挑選著，某位不知名的愛慕者所送的花兒，開心地問著我。「那得看你們的表現囉！」我總是含笑地回答。

精神科病房不像內外科或產科病房般，常常有病患或家屬送的感謝花束。不過，有時也有仰慕者拜託我們送花給某個心儀的護理師，除了主責花坊的美蓮外，連我都不知道送花的人是誰。我的工作只是帶學員送花，在送花過程中注意學員應對進退的社交技巧，客人怎麼交待就怎麼做，我常常警惕自己不要攀緣。

前往下一站是 6H 的梁阿長，但她的花卻指定送到 4A 病房，只在收錢的時候才找她要。梁阿長以前在 4A 病房服務，雖然已經異動到 6H，卻仍持續送花給 4A 病房的同仁。她是位慷慨的護理長，也是我學習的典範！

駐警隊是送花隊伍至急診科的必經之地，那兒有一個阿萍日夜思

慕的小王叔叔。「不知道他有沒有當班？不知道他在不在？不知道他記不記得今天是送花的日子？不知道他明不明白今天輪到我送花？」阿萍大聲地自言自語著。阿萍說這是她心底的秘密，但是又一村的學員們都知道。

我常常對阿萍說，女孩子如果太直接，會嚇走男孩子的，只能在心裡暗暗的唸一百遍「小王叔叔，我想你！小王叔叔，我想你！」

「唉！怎麼又是隊長阿姨？」阿萍大大地嘆了一口氣！

急診科那個喜歡小雛菊的王醫師，每次都藉機考驗學員，他會要學員介紹花名，偏偏阿萍心裡頭想的是小王叔叔。還好推花籃的阿芬都會願意幫忙解圍。

「請你給我兩百九十元，不用找的 290 元。」阿萍說。

「對不起，我只有 1000 元。」王醫師顯然是有備而來。

「這麼巧？每次都只有 1000 元？我怕錢找錯了，阿長會要我賠。王醫師，你別看我們阿長一副笑咪咪的樣子，那只不過是看起來而已……」阿萍趁機揶揄我。

三樓是行政人員和醫師的辦公室。我提醒阿萍，在這兒走路不能搖屁股，不可以笑得太大聲，要維持「又一村」的形象。平時學員很少到行政辦公區，也很少與行政人員打交道，但是送花的次數多了以後，學員和行政人員彼此也就「熟悉」了。「熟悉」的意思是，當學員出糗的時候，行政人員會很自然地放學員一馬。

「這些花要送我的嗎？」一個喜歡占便宜的男同事問我。

「如果你訂花，我們就送你一束。」阿萍替我回答。對於喜歡占便宜的男同事，我不知道要說些什麼，只能傻笑，但阿萍會很有義氣地替我說話。迎面來了一位繫領帶的主任。「嗨！主任，要不要訂花？」阿萍連忙招呼。

「訂花？送給誰？」
「送你老婆呀！像劉醫師，都嘛送花給他老婆！」阿萍再出招。
「都老夫老妻了，不必啦！」
「就是老夫老妻才要送呀！」
「再看看！再看看！」他點點頭，走了。

雖然生意沒做成，可把我給看傻了，原來阿萍有一張生意人的嘴巴。我立即讚賞她，她的屁股不自覺地搖了兩下！

送完了行政區，轉個彎兒，繞到醫師辦公室。這兒有一群曾經照顧過「又一村」的醫師們，他們都是我們「永遠的客人」。「永遠」代表很久很久的意思。換句話說，除非「又一村」不賣花；否則，我們得一直給他們送花，儘管有的時候他們對我們送的花不是很滿意。

送花到四樓和五樓的精神科急性病房學員最緊張。除了害怕自己被打之外，還擔心急性病友會趁著開啟大門之際逃跑。我會安慰學員：「慢慢來，進出病房的時候，確實把大門帶上，就不會有問題。」

藍醫師自從調到 4D 病房後，4D 病房就一直是我們必經的一站，

從不間斷。月芸最喜歡送花到 4D 病房。她一見到藍醫師就盯著他看，一直看，一直看，直到我輕輕地碰碰她為止。

等出了 4D 大門，我忍不住對月芸說：「看一下就好，看太久別人會笑的，知道嗎？」月芸細聲地回答「知道了」。突然，她大笑起來，笑聲迴盪在長廊間……

4C 病房這天也有醫師臨時訂的兩束花，要慰問一位被病人打的護理師小姐。「被打一巴掌就有兩束玫瑰花，多麼希望那個被打的人就是我！只要別打得太大力就行啦！」阿萍大聲說。我連忙做出噤聲樣。

出了 4C 病房大門，阿萍停在電梯門口，要求搭電梯，一進電梯，阿萍就蹲在電梯門口。「你在大便呀！」月芸逗笑道。「嘩——」電梯裡起了一陣笑浪，阿萍狠狠地瞪了月芸一眼。

5C 病房的客戶是開創「又一村」的護理長，她也是花坊永遠的客人。阿萍喜歡送花給她，因為她每一次都會這麼說：「妳有進步喔！人也愈來愈漂亮了！」

「阿長，我肚子痛。」出了 5C 病房，阿萍又想尿尿。
「又要上廁所？」
「我發誓我立刻回來，快一點，我快尿出來了。」
「我能說不好？」

最後的一束花是一位護理師送給另一位護理師。卡片上面寫的是：「再苦的日子也會過去的，加油！」接到花的護理師感動地紅了眼眶。

與花相會感受生命，花開花謝正如人生縮影

回到「又一村」，書記小姐拿了很多畫著花兒的廣告交給我。

與花相會

愛花知花的您，只要 290 元，即可享有，每月四次的花束。

送花時間：每週一下午兩點以前。

服務專線：（02）27263141 轉又一村捻花惹草工作坊

「與花相會，花又不是人？」阿萍問。「你不覺得『花』就像人類生命的小縮影？任何一種花，從含苞，開花到枯萎凋謝，都有一定的時序，且其壽命都相當短。我們可以從花開花謝的過程中，感受到人生的成、住、壞、空？」我解釋。

「什麼空？我聽不懂啦！阿長！你是不是要去拉客？」

「是啊！院內的客人愈來愈少，想到每個單位去發廣告，你願不願意跟我去？」

「有沒有薪水？二十元就好，怎麼樣？要不到美食街請我吃一碗蚵仔麵線也行。」阿萍趁機敲詐。

我瞟了她一眼。

「好吧！我去！免費服務！」

其實！我知道阿萍心裡想的是：再一次經過駐警隊，說不定小王叔叔就在那兒哩！

護理長的學習筆記

捻花惹草工作坊成立於 1993 年 11 月，為又一村青少年日間留院唯一的工作訓練團體，針對坐辦公桌及朝九晚五的上班族，每週送一次花，只要 290 元，即可享有四次的驚艷。成立兩年後，顧客由個位數增至 150 位，院外人士占 84%，大都是工作人員的親朋好友，其中一位是我的婦產科醫師，他也是在後續的「重新定義涵容與原諒」中，願意配合我，讓我帶著四條約束帶，以便必要時，在診察台上，協助余丸湯自我控制的開業醫；他為了支持精障病人就業，長期訂花。院內訂花者占 16%，大都為照顧過又一村學員的醫療人員，其中一位是胡前院長，他支持花坊，要我送花給當月生日的科室主管，附帶條件是，我必須準備生日卡片及擬文稿。捻花惹草工作坊創造 12 個工作機會，內勤 7 位，外勤 5 位（需具備機車駕照），我們依據麥當勞支付時薪方式提供薪水。統計花坊前兩年的訓練期間，共有 34 位學員接受過訓練，其中 8 位已回到社區工作。

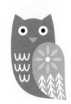

情緒障礙

必須上法庭做證的小宏生病了

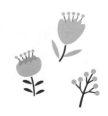

「我從來不提寄養家庭的事。不過,我敢說,在這個世界上,沒有任何一個孩子願意住到一個陌生的家。」小宏堅定地說。

小宏,男性,15 歲,診斷:情緒障礙。

小學三年級以前,小宏的家庭和功課還算正常。九歲隨父母移民奧地利,做餐館生意。父母發生嚴重衝突,媽媽獨自返台。一年後,餐館生意失敗,爸爸帶著小宏和弟弟回台,因找不到媽媽行蹤,兩兄弟被送到寄養家庭。隔午雖然找到媽媽,但社工師評估兩兄弟仍須在寄養家庭,爸爸也失去行蹤。直到十二歲才搬至台北與媽媽同住。

因為對唸書沒興趣,日夜生活顛倒、曠課、說謊、易與同學衝突等行為,小宏在國中一年級時休學,並開始精神科治療,一年後,才由中輟生追蹤輔導計畫的社工員轉介,進入又一村青少年日間留院的蘭亭書苑 (註1) 就讀。

「來福」拉近與小宏的距離，串起另一個故事

我藉由每周二下午一點半的固定會談，企圖與小宏建立信任關係，但小宏常因夜裡睡不著，早上起不來而放我鴿子。其實，他的出席率很低，屬於困難個案。有次星期二的固定會談前 10 分鐘，我在電梯遇上行色匆匆、準備趕往又一村的小宏，突然心生一計，邀請他和我一起去看「來福」。

步出第二院區的大門，越過野花點點的草地，我們來到二院區的圍牆。圍牆下，有一個小小的新墳。「來福就埋在這兒。」我摘下三朵黃色的野菊花放在墳上。

來福是一隻忠義的狗。我和又一村的學員都見過牠，也從牠主人口中得知關於牠的事。譬如說，牠不吃嗟來食；對狗朋友很有禮貌，雖然兇猛，卻很寵愛小主人。一個月前，來福病了，肚子腫得像一顆籃球。獸醫師說沒希望了，牠的主人卻仍然帶著牠去打針、灌藥，還天天餵牠最喜歡的紅燒肉。

「這種不放棄的精神，就像媽媽獨自照顧中風的外公和你們兄弟兩人一樣……。不過，昨天夜裡，來福還是死了！我心裡雖然有點難過，但還是來和牠說再見。」我企圖透過來福和小宏連結。

「來福讓我想起我們家的小狗。牠沒有名字，也不需要看家，卻有另一項任務：當我的出氣筒──母親打我，我踢小狗。」小宏幽幽地說。

其實，小宏媽媽並不是那種會虐待孩子的母親，但她的生活經濟

壓力大，情緒不好時，偶爾會失控。自從五年前他爸爸消失後，很多的工作就落在他媽媽身上。他媽媽說，再怎麼苦，她都會撐下去，絕不會再讓兩兄弟被送到寄養家庭。

「我從來不提寄養家庭的事。不過，我敢說，在這個世界上，沒有任何一個孩子願意住到一個陌生的家。」小宏的語氣堅定。

小宏的經歷超越我這個生活順遂的護理長所能理解。

不知「郊遊」為何物，需要勇氣跨出一步

記得小宏剛到又一村時，正逢舉辦「春之旅」的郊遊活動，我邀請小宏參加。平常他很少出席又一村，既不喜歡學校，也不喜歡醫院。然而，又一村卻是一個很像學校，也像醫院的地方。

「『邀請』？別笑死人哪！我都已經十五歲了，都嘛被叫來叫去。正確地說，應該是被罵來罵去才對。」

「沒錯，我邀請你參加。」我再說一次。

當時，他說他身上沒帶錢，我就先代墊報名費。郊遊當天早上八點的集合時間，小宏準時出現在又一村的大門。「看到你來，真開心。現在，我明白，如果你答應我的事，你就會辦到。」

「本來不就應該是這樣的嗎？只是，我在做決定的時候都要想很久，我很想做個乖小孩、好孩子，所以，我會很認真地考慮自己可不

可以做到。但是，大人總是在我還沒想清楚之前，就幫我做了決定。接著，又說我不負責任。日子久了以後，我就變成問題小孩、壞學生、過動兒、躁鬱症、甚至思覺失調症。」小宏一口氣吐露心中的怨氣。

在遊覽車上，一群小護理師熱心地帶著學員們玩傳領巾遊戲，當歌聲停止時，卻見小宏用力將已傳至他手中的領巾扔到前座，讓大家誤以為他要打人。他解釋，他只是想起一些往事。

「六年前，在奧地利唸書的時候。有一天，同學們都不進教室，一直走一直走，走了好遠好遠的路，最後我才知道原來那天是郊遊。在奧地利，我希望聽到國語；回台灣後，我卻又聽不太懂國語，真是奇怪。不過，我真的不知道郊遊是什麼。」

「謝謝你願意把不愉快的經驗告訴我，這是需要勇氣的。」原來小宏可能因語言而無法理解遊戲規則，也不知道郊遊是要做什麼。

要下車時，我看到小宏甚麼也沒帶，遂提議把又一村發給他的飲料、點心放進我的背包裡。為了表示感激，那一天，小宏決定幫我背背包。

引導當事人更了解自己，傾聽很重要

爾後，他的出席率提升許多，尤其是固定會談時間不再放我鴿子。有次會談，小宏問我，他昨晚逃走，是不是不夠義氣？經了解，他和一群不太熟的朋友，去幫另一個也是不太熟的朋友討公道。事先，他

被告知要帶水果刀防身。結果雙方人馬一碰面就打成一團，他很害怕，逃離現場，他是不是不講義氣？

我深深地吸了一口氣！原來小宏差一點上新聞媒體社會版，青少年鬥毆並沒有什麼深仇大恨！驗證書上所說的──中輟生因為缺乏工作技能、和與人相處的能力而容易觸犯法令，進入監獄系統。

接著，我引導他一起討論，若他不逃離現場，可能出現的後果是平安沒事？受輕傷？重傷而殘廢？死亡？「不可能平安沒事吧！我想我逃走是對的！」他想一想後對著自己說。

我再度深深地吸了一口氣。原來不要急著給學員答案是重要的，只有當事者才知道他自己要什麼，我只是在旁傾聽，提供其他的可能性罷了。

接下來的日子，為了再提升他的出席率，我幫他爭取到一個工作機會，擔任又一村的文書工作助理。我邊教他注音符號及九九乘法，邊教他接聽電話、留言、到各科室跑公文，一字又一字地，一遍又一遍地教，當然我得替他背書。

愛一個人的同事，也可以向對方說「不」

有一天，他那消失五年的爸爸突然又出現。見到他爸爸該是高興的，他媽媽卻和他爸爸大吵一架。然後，他爸爸又消失。他爸爸走後，他媽媽顯然在後悔，擔心他爸爸受到傷害，要小宏打電話安慰爸爸。小宏順從打完電話後，他媽媽卻又生氣地罵他背叛，要小宏去投靠爸爸。

「我不明白背叛是什麼，我只是捨不得爸爸；同時也不想離開媽媽與弟弟。這個時候，我開始覺得自己生病了。」小宏看起來很難過。

「我了解那種兩難的矛盾。但那是不一樣的，你要學著去區分這兩種不同的感覺。一種是對爸爸的愛，無關乎他負不負責任；另一種是對媽媽的體貼，想要幫忙她解決問題的心情。」我明白「雙重訊息」(註2)的溝通模式讓小宏無所適從。

七月中旬，他媽媽要他上法庭做證爸爸「惡意遺棄」。「我想，因為必須上法庭的緣故，我是真的病了，夜裡睡不著覺，耳朵裡老是聽到小狗的叫聲。」

小宏出現失眠、幻聽的症狀，讓我感到心疼、不捨。經醫療團隊討論後，我們決定緊急讓小宏住進急性病房，並解釋這只是暫時的隔離，避免他捲入父母的衝突。

我嘗試讓他知道，他可以關心父母，但不需要為父母的感受負責，他只需要做一個孩子就好，而不是父母的情緒承擔者。他完全同意，即便會被當成瘋子。

短期住院後，小宏再轉回又一村，醫療團隊同時決定邀請他媽媽到醫院來參加家族治療。在家族治療裡，小宏和他媽媽要學習的是：在愛一個人的同時，可以向對方說「不」，而不需要覺得愧疚。

「雖然這是一條漫漫長路，不過，我對你和你媽媽有信心……。」

護理長的學習筆記

「情緒障礙」指長期情緒或行為反應顯著異常，嚴重影響生活適應者。台灣在 1998 年將情緒行為障礙納入特殊教育之類別之一，服務對象包括自閉症、精神病、過動症等，處置方案則以提供特殊教育為主。特殊教育乃針對無法在普通教育情境中學習的孩子提供個別化服務之適性教育與特別安置。

安置的目的在教育及訓練學業能力、生活技能及適當的情緒反應，讓他們容易獲得心理、藥物或行為的治療，同時也在保護孩子、家屬及社會，避免衍生因學業成就低落而拒學、逃學、中輟，中輟之後又因為缺乏工作技能、和與人相處的能力而觸犯法令，進入監獄系統。

蘭亭書苑乃結合精神醫療與特殊教育的特殊班，課程設計以實用性和功能性為主。

註1：1998 年又一村與臺北市教育局合作，創辦全國第一個情緒障礙
　　　特殊教育班「蘭亭書苑」，結合精神醫療與特殊教育模式，讓因
　　　罹患精神疾病而無法在體制內學習的青少年，得以在醫院中持續
　　　上學，避免因病而中輟、失學，能持續完成國小、國中及高中職
　　　的學業。

註2：「雙重訊息」的意思是，孩子同時收到「語言」與「非語言（表
　　　情、語調、肢體）」兩種相互衝突的訊息。長期處於「雙重訊息」
　　　困境下的孩子，因為情感與關係的不穩定，無法理解人際互動，
　　　自我統整也會變得困難，對自己與他人都感到困惑。親子間若要
　　　避免「雙重訊息」，父母可從兩個方面著手：一是先釐清自己
　　　內心深處，在不高興之下的感受是什麼；二是試著用「我訊息」
　　　進行對話，溫和而堅定地表達出來讓孩子理解。

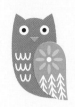

看見害怕的
對立反抗症青少年

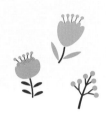

　　紅髮小子竟然不聲不響地落跑了，帳也沒付。第二天，大夥等著他道歉、還錢，他卻躲著我們，把大夥給氣炸了。最初我也有被耍的感覺，後來，我看到他在害怕……

　　他是又一村的學員。一年半之前，因為「對立反抗症」對母親出現強烈的攻擊行為而住進精神科急性病房。病情穩定之後再轉到又一村青少年日間留院。白天他到又一村接受復健訓練，晚上則上高職夜間部。但是，他很少出席又一村。

不被允許的攻擊行為，總是不斷上演

　　初見他，是在耶誕節前夕又一村舉辦的化妝舞會裡，他用滅火器砸碎了窗戶。我雖然不是負責照顧他的個案管理員（簡稱個管員），但是，他破壞了公物，身為護理長，我要求他賠償。即使他那 173 公分的身高，107 公斤的體重和攻擊別人的過去史令我感到害怕。

　　兩個月後，過完農曆年假期，他手中揚著兩張千元大鈔，在我面前，對著空氣說：「錢，我拿來了！要不要？不要？我走了！」

　　「當然要，破壞公物是必須賠償的。」我很堅定地收下錢。

　　再見到他是在又一村舉辦的春之旅。他特意把便當從二樓丟下，正好倒在一位他喜歡的實習護理師身上。我出面處理，邊安撫實習護理師的害怕，邊幫忙從她的頭髮、衣服、鞋子清理出飯粒，儘管已有很多雙手在她身上忙碌著……

　　接著，我要求他必須道歉，即使他有許多的理由，即便與他耗上一個小時，我讓他明白，侵犯別人的行為是不被允許的。最後，他認錯道歉。

　　隔了一段時間，在另一批實習護理師們帶領的團體活動，學員們正在籃球場上玩比手劃腳，他卻在她們的背後投籃。我告訴他要有所選擇。要嘛就加入活動，否則，他必須立刻離開。他仍繼續投籃，最後，我說，如果他再不停止這種威脅他人安全的舉動，我會請警衛幫忙。最終，他選擇離開。

　　「我給護理長面子。」事後，他向負責照顧他的個管員說。

不可一世的他，竟像洩了氣的皮球般

　　夏末，再見到他，叫我嚇了一跳。

原本態度傲慢、孤芳自賞、狂放不羈的他竟像一個洩了氣的皮球。還要求我和個管員到他家去救他。事情是這樣的。他用燒紅的鐵棍燙傷了母親，逼得母親離家出走。因此，沒有人可以幫他洗衣服，幫他抓癢，幫他買便當。五天內他的體重下降三公斤。他父親威脅他，如果他再不洗衣服，就要打斷他的雙手。他不會洗衣服，不敢回家，流落街頭兩個晚上，他希望我們到他家去教訓父親。

老實說，我和個管員都有些害怕。畢竟我要見的是一個曾經用扁擔打斷孩子門牙的父親。但是，為了孩子，我們仍然出發。意外的發現他父親是個木訥的老實人。他愛孩子卻不知如何管教孩子，眼見妻子被孩子折磨，挺身而出。母親對孩子的愛本是無庸置疑的，遺憾的是，她始終不敢對孩子說「不」。

於是，醫療團隊開啟家庭治療的大門，並在獲得他保證不再傷害母親的原則下，母親同意返家。

勇敢說「不」，用支持包容來改變他

在家庭治療裡，我們鼓勵母親直接的表達，勇敢的說「不」；另一方面則努力的支持他，確認他願意改變的企圖，包容他想獨立卻又得依賴的矛盾，並肯定他不再打母親的行為。

半年之前，負責他的個管員因故離職，由我接手照顧。漸漸地，我對他有更多的了解，除了叛逆、狂傲之外……

在又一村裡，他瞧不起其它的孩子，常以「白痴」、「智障」稱呼病友。可是，在夜校裡，他卻常常受到欺侮而不知如何處理，譬如說，後座的同學老在上課中踢他椅子、被班長誤記為曠課等。

在每週一小時的固定會談裡，有一段時間，我們討論他的偶像反町隆史所主演的日本電視連續劇《海灘男孩》。這是他有興趣的節目，我提醒自己得把握機會，因此，要記得每周播放的時間觀賞，以便隔天和他討論。我們共同欣賞和泉真琴（廣末涼子飾）青澀的戀情，櫻井廣海（反町隆史飾）的不在乎，以及鈴木海都（竹野內豐飾）的認真。他告訴我，小時候的他，就像鈴本海都的凡事認真；但現在的他，就像櫻井廣海凡事不在乎的樣子。

曾以美工刀自傷的男孩，開始懂得體諒

除了攻擊行為之外，他也出現自我傷害的行為——用美工刀割傷自己的手臂，當他覺得不被了解與尊重時。

依據院方的規定，自我傷害是不能留在又一村的，必須轉到急性病房接受密切觀察。但是，他非常排斥轉急性病房。因此，在危機處置上考驗著我的智慧與信任：透過我和他的信任關係，我評估他傷害自己的危險性不高，也願意信任他不再傷害自己的承諾；同時，重新架構他在處理人際挫折中的自我覺察。

最近一次的會談，他希望我能幫他拿到診斷書，以便請假用。我仔細的聽著，對他在前一天夜裡可忍受身體不適，而去上夜校的精神

給予肯定。突然，話題一轉，他提到了「紅髮小子」。

「最近不是來了一位新病人？妳知道的，就是染了紅頭髮的那一個，偷偷摸摸的樣子，一臉欠揍的衰相。」有天，他抱怨在高職夜間部受到霸凌，就有三個正義使者的學員想幫他出一口氣。而紅髮小子是正義使者之一。

「可是，就在半途的泡沫紅茶店裡，點了飲料之後，那個紅髮小子竟然不聲不響地落跑了，帳也沒付。雖然我幫忙付了錢，但大夥還是覺得被耍了。隔天，大夥等著紅髮小子道歉、還錢，他卻什麼也沒說，老躲著我們，把大夥給氣炸了。於是，有人用椅子砸他，有人用拳頭揍他。」他說了一連貫的抱怨。

「大夥都很生氣，你呢？」我把重點拉回他身上。

「剛開始我也氣的，妳懂嗎？但只氣一下下就不氣了！」

「發生了什麼事？」我很好奇。

「最初我也有被耍的感覺，後來，我看到他在害怕。」

「你明白他在害怕，所以，你能原諒，即便他沒有道歉，也沒有還錢！」我具體說出重點。

「當你害怕的時候，不知道該怎麼辦，又沒有人知道，那是很難過的，妳懂嗎？」

「我明白。有時候，我也會害怕。害怕的時候，主意都沒了！」

他同意地點點頭。

「你是不是也有過相同的經驗？當你害怕的時候，別人也怕你？」我想推他在人際互動向前踏一步。「可能吧！」他深深地望了我一眼。

這是一個對立反抗症的個案，一個極具暴力傾向的青少年，一個慣用「反抗」作為生命基調的男孩，照顧他半年來，第一次，我清楚地感受到他能夠體諒別人的心情……

護理長的學習筆記

對立反抗症（Oppositional Defiant Disorder）

　　易怒、急躁、好爭辯、對抗、鬥氣並持續 6 個月以上，這些行為問題會令孩子自己感到困擾，甚或對家庭、朋友、學習等其他方面有影響。專家指出，面對患有對立性反抗症的子女，家長要針對他們的不良行為，實施賞罰及行為後果的制度，讓子女明白要為自己的行為負責及承擔後果。切忌因子女反抗而事事順從，否則會令問題行為形成一個惡性循環。

以下為對立違抗症的處置策略：

1. 家長和師長需先平靜自己的情緒來看待問題，再用同理關懷的語言和文字來和孩子溝通問題。

2. 調整心態、各退一步來增加溝通討論的機會。家長和師長將「管教」的心態，調整成「了解」孩子在想什麼或想要「溝通」什麼事。

3. 使用口語和非口語的策略來改變孩子的態度和想法。家長和師長可以用平等的姿態、堅定緩和的語氣，讓孩子感受到誠懇和堅持的心，也試著讚美孩子的優點或誠實，欣賞他們想要改變的嘗試，這會讓他們解除一些自我防衛。

4. 檢視家庭環境和人際互動的問題。部分孩子「對立反抗」的行為表現，是與高壓、不一致、忽略型的家庭撫養方式有關。

5. 尋求醫療專業人員的幫助。

若我是路旁的一朵小花

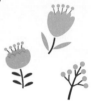

　　往事歷歷在目，日子就在陳醫師的「慢慢做」中流逝，經過掃廁所、接觸泥土、推廣健康飲食、垃圾分類、資源回收、廚餘堆肥的薰陶後，孩子們對所謂的「髒」和「臭」有比較高的容忍度，一種安定的氛圍逐漸顯現，感恩的種子萌芽中，正是推動社會公益學習的時機……

　　2002 年 6 月 12 日，我們的遊覽車駛向台北市中山北路的聖安娜之家育幼院，這是陳醫師兩年來的夢想──帶著又一村的孩子們參訪育幼院，推動社會公益學習。

　　而我一直認為，這是個難以實現的夢想。又一村的孩子們是一群精神障礙的青少年，雖然他們的精神症狀已穩定，雖然他們每天都出席又一村青少年日間留院，雖然他們也在又一村內接受特殊教育，甚至工作訓練，但是……

　　又一村的孩子有三分之二是肥胖的。因為疾病，他們缺乏活力與動機；因為藥物副作用，他們動作僵硬與緩慢。吃、睡、玩電動和上

網聊天是他們的最愛。雖然智力正常，卻因為年輕時就發病，喪失了很多學習機會，因此，他們在日常生活與角色功能上是退化的，對生命的態度是疏離與自我中心的，他們總是被動地等待他人伸出援手。對於這樣的一群孩子，怎麼推動社會公益服務？

陳醫師總是說，慢慢做，終有一天可以做到的！

從打掃、體驗自然開始，慢慢埋下成長萌芽的種子

那些年，就從勞動服務開始。先在村民大會中宣導，打掃又一村自己的生活環境。陳醫師帶頭，捲起袖子，拿起抹布，清理窗戶。活動之初，多數的孩子總是在勞動服務時間消失。而今？孩子們已經很習慣每個月一次的勞動服務。

接著，在許中光老師的引導下，我們向院方爭取到屬於又一村的一片園地，闢為生態保留區，實現生態學園的夢。在象山下，孩子們體驗自然，腳踏土地，手摸泥土，感受熾熱的陽光和流下的汗水。我們的目的不在菜園的整齊劃一與作物的豐收，而在過程中對孩子們的邀請，給予機會嘗試、鼓勵與寬容。最重要的是引發孩子們對自然與生活的好奇。更進一步，我們推廣健康飲食。璦秋老師致力於少油、少糖與少鹽的飲食觀念，在村民大會中宣導，在課堂上示範，在生活中執行。

過程中發現，孩子的便當裝的都是肉，他們幾乎不吃青菜與水果，不會削水果，璦秋老師就從削蘋果開始教。接著，連續 12 週的週六早

上為孩子與家長們開設健康飲食班，以協助他們建立正確的飲食概念。一直夢想可以不用下廚的我，竟然成為飲食班的班長。除了上課前的準備，與下課後的整理外，還幫大夥們準備環保碗筷，以利課程中的品嚐，讓活動更趨圓滿。

阿輝是健康飲食班的忠實學員，每週六早上他都準時出席。有一次，在課程快結束時才出現，原來他坐錯公車，不過，他還是出席了！很難想像他在兩年前剛來又一村的模樣——由年邁的奶奶陪著，老是癱在沙發椅上臂著雙眼流著口水……

漸漸地，環保意識在又一村萌芽，小媛護理師耐心地帶著孩子們做垃圾分類與資源回收的工作，教孩子將使用過的塑膠袋與紙便當盒清洗、晾乾，處理廚餘。璦秋老師則在村民大會中分發環保袋及隨身筷子，鼓勵孩子少用保麗龍，教孩子們感恩提供食物的人。

感恩的種子萌芽，同理心也如花綻放

往事歷歷在目，日子就在陳醫師的「慢慢做」中流逝，經過掃廁所、碰觸泥土、推廣健康飲食、垃圾分類、資源回收的薰陶後，孩子們對所謂的「髒」和「臭」有比較高的容忍度，一種安定的氛圍逐漸顯現，感恩的種子萌芽中，正是推動社會公益學習的時機……

我們已經抵達聖安娜之家，看著一群重度傷殘的孩子，包著尿布，流著口水，躺在床上……。回程中的遊覽車上，我引導孩子們分享參訪心得。

　　一向獨來獨往的阿枝說：「以前我常會埋怨母親，為什麼要生下我？為什麼我是一個精神病人？今天，看到聖安娜之家的孩子，我覺得自己好幸福！有媽媽照顧，自己可以走路，他們卻連大小便都要依賴別人幫忙！」

　　又一村的美女說：「我要謝謝每天陪我過馬路的人。」

　　阿文接著說：「我以後掃地時不會再罵你們了，有手、有腳、可以掃地是幸福的。」

　　最後，孩子們共同決定要捐錢送給聖安娜之家，從不花錢的阿文也慷慨地捐出她一個月的所得 2000 元。

　　捧著孩子們的捐款，《聖安娜之歌》在我心中迴盪——若我是路旁的一朵小花，若我是路旁的一朵小花，我也要盡情地吐露芬芳，不是同情，也不是憐憫，只是要讓人知道——造物主的偉大。

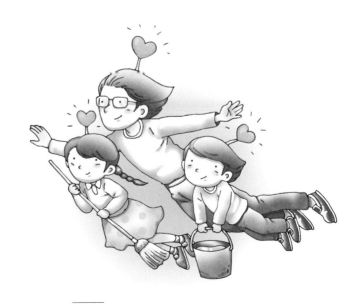

護理長的學習筆記

　　帶著又一村的孩子們參訪育幼院，推動社會公益學習，是陳醫師的夢想，我一直認為這只是個夢想。陳醫師總是說「慢慢做」，終於真的實現。經過和重度傷殘的孩子比較之後，這群罹患精神障礙的青少年感知到自己的幸福、感恩，決定要捐錢，這樣的療效令我始料未及！

　　一直以來，又一村的孩子，都是被醫護及特教系學生參訪、見習、實習的對象，而從被看者轉化為社會公益的學習者是多麼不容易啊！人都有趨樂避苦的慣性，回想自己首次參加海灘撿垃圾活動時，雖然經過心理準備與現場示範教導，但仍被撿不完、挖不盡的垃圾所吞噬，而感到無望與悲傷。但，體驗過這些負面情緒之後，我發現自己就會長出新能量再往前邁進……

注意力不足及過動症（ADHD）
重新定義涵容與原諒

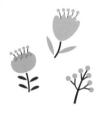

　　當我把余丸湯丟棄的藥包撿回，放入她的背包時，她討好地幫我熱便當、為我搧風，同時說：「如果你想哭，就大哭吧！我是個不祥的人，跟我在一起人都會倒楣的，就像你！」

　　余丸湯，姓余，和本名發音相近的自取綽號。女性，15 歲，皮膚白皙，長相清秀，診斷為衝動型過動症。醫療關鍵人為父親，母親是失能的慢性思覺失調症患者。第一次見到余丸湯，我就被她自剪的「狗啃髮型」、自裁的破爛書包、課本、衣服及佈滿新舊傷痕的四肢所震撼！這些表相都是她用剪刀對應生活及功課壓力的結果。因此，她被社工員轉介，進入又一村青少年日間留院的蘭亭書苑就讀。

與我日漸親近的余丸湯，總愛以「燒肉粽」稱呼我

　　智能正常的余丸湯拒絕被標籤為精神病人，也瞧不起又一村的學員，總是近中午才到，也不進教室，她喜歡待在我辦公室，找我聊天，對我這樣一個護理長充滿著好奇，諸如：我結婚沒？有沒有孩子？兒

子多大了？如何和兒子相處？為何會選精神科？怎麼樣才能當到護理長？護理長可以管多少護理師？等等，我會坦白告知。我想透過我自身，和她建立關係。

接著，她發明以「燒肉粽」替代「護理長」。對於她的發明，我欣然接受。爾後，我們的關係親近些。逐漸地，我發現她有三個特點：一是很節儉，也就是很愛錢；二是，她很講義氣，雖然看不起學員，但若有學員受到委屈，她會挺身而出，見義勇為。三嘛，她似乎很煩惱自己是否為同性戀，因自幼就不喜歡穿裙子，發育後又拒絕穿胸罩，平時都著褲裝。她表示她喜歡女人，特別是楚楚動人的眼神，她形容我「燒肉粽」，和藹可親，對我又敬又恨。

2002 年 8 月 15 日中午，余丸湯進我辦公室，在我耳邊小聲問，她的下面很癢，已經癢了一個禮拜，非常難過，抹牙膏都沒用，要怎麼辦？可不可以給她止癢的藥膏？我建議她得去看婦產科醫師。同時，我也電話告知她爸爸。七天後，她主動要求我陪她去看婦產科。經了解，每當她媽要陪她就醫出門的當刻，她就因內心的矛盾而出現自傷行為，因而作罷！我感到心疼、不捨，因為外陰部搔癢是非常不舒服的，我想我必須陪她去。但是，如果我帶她去公立醫院婦產科會診，病人很多，屆時她又出現自傷行為，我要如何處置？

陪伴余丸湯就醫如臨大敵，成為涵容者還有路要走

曾經，我陪伴過兩位未婚友人初次看婦產科，我明白身為女人，

第一次看婦產科需要有勇氣。因此，我先聯絡醫師——他是一位開業醫師，也是我的婦產科醫師，瞭解又一村的狀況，同時也是我們又一村「捻花惹草工作坊」的長期客戶。我告訴他余丸湯的狀況，同時準備四條約束帶，以便必要時，在診察台上使用，他答應全力配合我。

於是，我先和余丸湯約定 2002 年 8 月 22 日早上 10 點，我帶她去醫院附近的一家私人診所，但她必須付計程車車資及掛號費，最重要的是她必須自我控制情緒，我也會準備四條約束帶備用，她一口應允。當天，余丸湯準時 10 點出現在我辦公室，同事先幫我們叫計程車停在三院區又一村門口。臨上計程車前，她卻開始後悔，用力捶打自己的頭，力道大到令我擔心，並躲在我辦公室的門後不肯出來，經過多位工作人員們一番拉扯後，我們終於上計程車。在車內，她仍不斷地捶打自己的頭，打得計程車司機直闖紅燈。然而，下車後、看診時，她卻很合作。

看完診後，我們再搭計程車回到醫院大門口，從望雲坡走回三院區的又一村青少年日間留院，她走在我前面，邊走邊回頭，對我道謝又道歉。突然，她憤怒地把藥包拋到半空中，頭也不回地逕自走回三院區，藥包就散落在望雲坡的護欄外，茂盛的南美蟛蜞菊中……

記得那一天的太陽很熱，已經中午 1 點了，我站在台階上想了很久——要不要幫余丸湯把藥包撿回去？撿？委屈自己；不撿？擔心藥包中的口服藥及外用藥膏淹沒在茂盛的南美蟛蜞菊中。最後，我決定委屈自己，爬過 100 公分的護欄，在茂盛的南美蟛蜞菊中撿回藥包。

回到辦公室，當我把藥包放入余丸湯的背包時，她討好地幫我熱便當、為我搧風，同時說：「如果你想哭，就大哭吧！我是個不祥的人，跟我在一起人都會倒楣的，就像你！」

驀地，我終於明白，什麼是投射（註）：原來余丸湯對我的憤怒，是對她自己憤怒的投射；也覺察到，自己若想成為一個涵容者，還有一段漫漫長路……

愛上余丸湯的哆啦 A 夢，控制不了的情緒和拳頭

此後，我安排余丸湯擔任又一村的文書助理工作，負責接聽電話、影印、送公文，既可以賺一點錢，滿足她愛錢的心態，又可以讓她融入又一村的生活。爾後，她儼然成為我的特級祕書。2002 年聖誕節前夕，我在辦公桌上發現她寫的一張卡片，卡片寫著：

「護理長！

　　我發現我以前太任性了！你也這樣認為吧！

　　感謝你的雞婆，有時覺得反感，但那是以前，now，我覺得因為有你，生活變得比較有成就感（我是說真的）。

※ 我可不會隨便送人卡片，除非是很好的 friend 或恩人。如果只是普通朋友，會隨便一張電子賀卡打發的！聖誕要——萬事如意！心想事成！身體健康！快樂萬年！余丸湯留。

當余丸湯自由出入我的辦公室，成為我的特級祕書之際，哆啦A夢也逐步向護理長辦公室靠進。稱呼他為哆啦A夢，是因為他長得很像哆啦A夢，白白胖胖的，161公分的身高，79公斤的體重；除了外型，也因為他期待別人都像哆啦A夢般，他要什麼，別人就得給什麼。

早期的哆啦A夢以攻擊、破壞聞名，但是，他已經很久沒有出手了，甚至還可以參加工作團體訓練。兩年來，從慣用「哼！哼！」的聲音表達，進步到可以

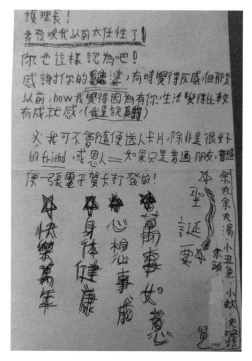

余丸湯卡片

和我討論被公車司機歧視，想要追余丸湯的心情。最近，陳醫生還在教他「分享」，把他家裡的錄影帶與CD帶來又一村借給學員看。

落下的拳頭重擊了我，而我正示範著原諒

一個忙亂的午後。我邊處理公文，邊聽亞斯柏格症的滷肉飯在想念離職的秋香老師；同時右耳要借給剛愛上余丸湯的哆啦A夢，左耳要提供給不好意思拒絕哆啦A夢的余丸湯。終於，情緒障礙的哆啦A

夢出手了！狠狠的一拳重擊在我的後腦勺上，更可怕的是，他仍握著拳頭，怒髮衝冠地瞪著我，我卻被困在角落裡。

剎時，余丸湯擋在我前面，對著哆啦 A 夢大吼：「你不可以打燒肉粽，要打，你打我好了！」一陣混亂之後，哆啦 A 夢被帶走了！滷肉飯過來摸摸我的頭問：「還痛不痛？」其實不是很痛的，被亞斯柏格症的滷肉飯這麼一摸，眼淚不自禁地流下來⋯⋯

哆啦 A 夢會攻擊人是眾所皆知的。他打我，就是因為我沒有辦法叫他喜歡的余丸湯愛上他。自以為信任關係是足夠的，沒想到哆啦 A 夢還是對我出手！半小時後，他來道歉。當我可以自在地和他討論我不是他的哆啦 A 夢時，我發現我在示範著「原諒」。

護理長的學習筆記

注意力不足及過動症（ADHD）為一種常見於兒童的神經發展疾患，有三大核心症狀：注意力不足、過動及衝動、控制能力不佳。日常生活的問題包括：組織困難（工作、照顧家庭和小孩）、健忘、喜歡冒險（抽菸、藥物濫用、車禍）、社交障礙及在教育和求職上的困難。

值得注意的是，成人也有注意力不足過動症的問題，若兒童的ADHD 未經過適當治療，約 60% 到成人也仍有症狀，症狀與兒童一致，但在「過動」的症狀表現會略有不同。兒童的「過動」症狀像是時

常坐不住、亂跑、爬高爬低、即使坐在位置上也一直動來動去等。而成人的「過動」症狀，外顯表現像是會議中坐不住，一直想起身做其他的事（例如幫大家倒水、玩弄桌上文具），內在則可能呈現焦躁不安，無法專心聆聽內容；其他症狀還有如：容易分心、時常忘東忘西、做事拖延、時間掌控不佳、組織能力雜亂影響工作、衝動控制能力弱，易脾氣暴躁甚或影響人際關係等。

藥物可治療 ADHD 的核心症狀，但 ADHD 引發的後果則須結合行為治療進行，包括家庭及學校的介入，教導為人父母的技巧，並且提供多元環境的支持。學業方面需要組織化的環境，以架構、規律以及明確的方法教導病人，如縮小作業單位、減少外物引起的分心、使用計畫表等等。最重要的是，行為治療應著重在使用語言或實際獎勵來鼓勵優良行為，而不是聚焦在糾正不良行為上。

註：「投射作用（Projection）」指的是將自己沒辦法接受的想法或舉動，施加於其他人身上，或是推卸責任藉此得到解脫。照護者若能了解病人不可理喻的言行背後是投射，就有機會包容、深化關係。就此案例，我通過考驗，病人終於了解我是值得信任的燒肉粽。

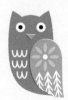

告別執著的愛戀

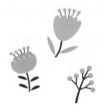

> 我再提供綠色處方箋——購買一棵 100 公分高的玉蘭花幼苗讓他負責照顧，每天看它、幫它拔草、為它澆水。許多天以後，我聽到滷肉飯對著玉蘭花問：「我這麼愛妳，為什麼妳會怕我？」

滷肉飯，因酷愛吃滷肉飯而自稱。男性，14 歲，亞斯柏格症，因愛戀○○國中的何姓女同學，而跟蹤並不許女同學和別的男同學講話，出現破壞、打人、威脅要跳樓的行為，而被 119 送入精神病院。

經過急性病房三個月的治療後，○○國中卻拒絕他再回學校，於 2001 年 7 月轉至又一村青少年日間留院的蘭亭書苑繼續完成國中學業。因此，醫療團隊有機會和亞斯柏格症巡迴老師合作，協助滷肉飯重返校園。

造成眾人恐慌的滷肉飯，改變從蘭亭書苑開始

轉入蘭亭書苑不久，我就接到○○國中的求援電話。滷肉飯在下

午 3 點半放學後，到○○國中跟蹤校長、破壞學校門窗，造成全校師生的恐慌。我明白，滷肉飯只是想當面問校長──為何不讓他回學校，他是○○國中的學生啊！

猶記得，每當我打電話連絡滷肉飯媽媽時，她總是無奈地說：「又出了什麼事？拜託，我要賺錢耶！」「真想自殺，看不見，聽不見就算了！」「我可不可以不要當他媽？」幸運的是，滷肉飯的日常生活有同住的外婆協助照顧。

為了協助滷肉飯自我控制，預防他再度出現暴力行為而被送入急性病房，醫療團隊先運用結構化環境，讓他能夠與蘭亭書苑產生聯結，我負責照護滷肉飯，運用視覺優勢，制定個別化的週課表作息。我們允許他情感的口語表達，但在行為上予以規範，如：可以對喜歡的老師唱情歌，但不可以抱老師。對○○國中的想念，予以傾聽，並告訴他：想念是可以的、正常的，但不能因此而打人，打人就會被當成瘋子，送入急性病房。

透過社會化的訓練，消除行為與語言暴力

緊接著，消除引發滷肉飯暴力行為之導火線，並與○○國中正式道別，策略如下：

首先，與亞斯柏格症巡迴老師合作，和○○國中校長、導師、何姓女同學及家長、滷肉飯媽媽舉行聯合個案討論會，讓滷肉飯有機會澄清對○○國中的誤解。事先的準備工作，從多面向著手。

就滷肉飯個人而言，藉由角色扮演方式，逐一與滷肉飯討論他想問誰，問什麼，怎麼問，如果對方的回答不是他期望的，教滷肉飯怎麼辦。如：問何姓女同學：「你願意做我的女朋友嗎？」對方如果說「不」他只能認了，強調感情是無法勉強的。

在學校方面，說服何姓女同學父母參加聯合個案討論會，目的不在討好滷肉飯，而是協助自己女兒的不知所措；同時，教導何姓女同學，當滷肉飯問「要不要做我的女朋友時」，能直接而溫和回答：「我要專心唸書，對不起！」。此外，我們與校長討論，只要針對滷肉飯問的問題簡單答覆，不須多做解釋，避免用教訓、威脅的口氣。

接著，與訓導主任討論，若滷肉飯再回○○國中，就採取忽視策略，無人回應後他自然離開；同時，蘭亭書苑延遲滷肉飯放學時間，從下午3點半改為5點，錯開滷肉飯碰上○○國中放學時間，以減少衝突機會。這段時間由我陪伴滷肉飯在生態花園工作，他的願望是能成為一名校工。在行政方面，我們準備將滷肉飯學籍轉至興雅國中，也就是蘭亭書苑的行政隸屬單位，好讓滷肉飯正式與○○國中道別。

這段期間，我們尋求外婆的支援，外婆除了提供滷肉飯吃、住之外，願意陪伴，提供情感支持，像是：滷肉飯很焦慮時，陪他到行天宮拜拜，他覺得外婆關心他。

醫療團隊運用結構化環境奏效，滷肉飯能規則出席蘭亭書苑的課程，參加自然體驗團體、社交技巧訓練、個別化地訓練養魚及洗車。工友詹勝隆負責教導他照顧小水族箱的魚及維持清潔；我去拜託一位

主任，請他把他的 TOYOTA 車子讓喜歡 TOYOTA 轎車的滷肉飯洗車，每週一次，責任由我扛。

洗完車後，我再帶滷肉飯去收 100 元工資，藉由真實的社會情境訓練他合宜的語言溝通。由於他慣用負性語言表達，常造成人際互動障礙，例如：學員在談假日要去哪裡，他會說：「你是不是要去殯儀館散步？」「希望你過馬路時被車子撞到！」又或者在舞蹈課與學員拉手時突然大聲說：「你的褲子好臭，是不是手淫留下來的？」學員在問今天怎麼沒看到陳醫師，他說：「你在紀念陳醫師？」「我會參加你的喪禮。」等等。而改掉這些讓人不舒服的溝通語，則是他的功課。

綠色處方箋成解藥，滷肉飯開啟新人生

滷肉飯很快就喜歡上蘭亭書苑，認為陳醫師及我分別是特教班的爸爸、媽媽，工友詹先生則是他的媒母。

有一天，我看到滷肉飯緊纏著陳醫師，苦苦哀求陳醫師一定要開「遺忘藥」給他吃，原來他深為「思念何姓女同學」所苦。我明白何媽媽一見到滷肉飯，就想把高跟鞋脫下來丟他的程度，可見滷肉飯帶給何姓女同學及家人的困擾。因此，我再提供綠色處方箋——購買一棵 100 公分高的玉蘭花幼苗讓他負責照顧，每天看它、幫它拔草、為它澆水。許多天以後，我聽到滷肉飯對著玉蘭花問：「我這麼愛妳，為什麼妳會怕我？」

經過醫療團隊三個月的陪伴與逐步計畫，我們正式將滷肉飯的學籍轉入興雅國中，他願意穿上興雅國中的制服，且部分時間到興雅國中上學。在滷肉飯認同興雅國中的同時，也解決了○○國中全校師生及家長們的困擾。

兩年後，2003 年 9 月，滷肉飯順利轉銜進入松山家商就讀，我定時到學校探視他，他也會在返診時回蘭亭書苑找我，並採玉蘭花回學校送給他的導師。三年後，滷肉飯從松山家商畢業，進入大型賣場工作，而今玉蘭花已長到三層樓高……

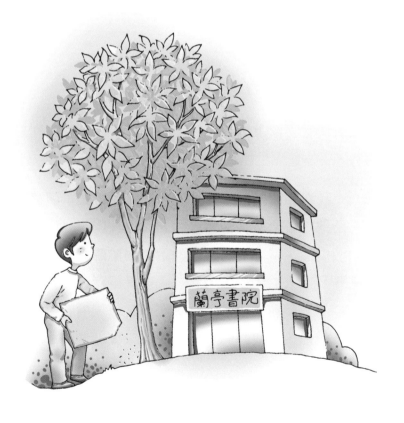

護理長的學習筆記

「亞斯柏格症」是一種廣泛性的發展障礙，以溝通和人際關係障礙及同一性行為為特徵的症候群。所謂同一性行為，是指自閉兒常堅持生活中一些不可改變的瑣碎細節，例如：走同樣的路回家；使用同一個奶瓶，牙刷；床鋪一定要靠窗戶等等。臨床上發現，若同一性行為被改變，容易誘發其暴力行為。

亞斯柏格症的處置有下列二種：

1. 藥物治療：抗精神病藥物、抗鬱劑及抗焦慮劑，但只針對改善暴力、自傷、過動等症狀，對溝通與人際障礙及同一性行為並無療效。

2. 提供結構化處置策略：治療性的運用常規與時間表，並提供明確的視覺指引（因其視覺優於聽覺）；擬定具體的目標，運用行為的自然結果建立規範；提供充足的人力資源，包括特教老師、醫療專業人員等；提供支持的環境，包括設立特教班，訓練獨立生活，設計有效的課程；處置策略是非常個別化的，依據行為修正理論的原則設計，以正向增強強化適當的行為，以忽視策略消弱不當的行為。

一個半月後，又一村見！

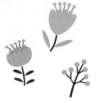

　　小羅見四位防護人員到場，被動配合走到急診。途中，他對羅爸爸出現撒嬌、抱吻等求饒行為，並一再保證他以後絕不再打人。羅爸爸對我投以求援眼神，我堅定地搖搖頭，終於將寶貝兒子送入急性病房。住院期間，我強調暴力行為是社會不允許的，若他想實現回歸一般學校的夢想，他就必須學會自我控制。

　　小羅，16 歲，志光商工一年級，身高 182 公分，體重 98 公斤，診斷為亞斯柏格症。2012 年 6 月至 2014 年 5 月，因暴力行為而被轉介至又一村青少年日間留院中的蘭亭書苑特教班就讀。

　　醫療團隊特別針對小羅訂定了個別化計畫。因為他常常在課堂中大叫，或敲桌子發出噪音，對其他人造成壓力，故只參加部分課程，如園藝課、骨牌課；又因他擅長油畫，故提供一個空間讓他可以單獨作畫。

不被允許的暴力行為，自我控制才能回歸社會

不久後我發現，全程陪伴的羅媽媽，臉部有明顯的瘀傷。經了解，小羅常因日常作息被改變或挫折，譬如臨時改變回家路線、骨牌倒了等，而對羅媽媽出現暴力行為。羅媽媽基於溺愛及擔心被報復而忍氣吞聲。

「繼續忍耐，暫時無事，但會養成小羅以暴力對應挫折的模式，而暴力是社會無法允許的，小羅恐怕無法回歸學校。」我提供資訊讓羅媽媽做決定，羅爸爸及羅媽媽認真思考後，終於同意醫療團隊對其暴力行為的處置——立即送急診打針，並住急性病房一個半月。

有天，小羅又打了全天候陪伴他的羅媽媽，我聯絡四位防護人員（醫院針對精神病患的攻擊行為所設置的單位，防護人員均接受過暴力防範的在職訓練），帶著約束帶到又一村，展現威力。護理師同時聯絡羅爸爸，到現場一起參與。接著，由我出面明確告知小羅，因為暴力行為，必須送急診打針，並住急性病房一個半月，以示懲罰。小羅見四位防護人員到場，被動配合走到急診。途中，他對羅爸爸出現撒嬌、抱吻等求饒行為，並一再保證他以後絕不再打人。羅爸爸對我投以求援眼神，我堅定地搖搖頭，終於將寶貝兒子送至急診室等待住急性病房。

因羅爸爸及羅媽媽很擔心小羅出院後會有報復行動，畢竟他身高182公分，體重98公斤。因此，我在小羅住急性病房期間，定期探視，強調暴力行為不被社會所允許，強調處置的目的在於協助他能自我控

制，以便回歸他夢想的一般學校。在急性病房一個半月後，小羅出院，重回蘭亭書苑就讀。其實我知道，自從我處理他的暴力行為後，他都在背後叫我「老巫婆」！

從互毆到互諒，一個半月後又一村見

小羅第二次暴力行為則起因於病友阿倫的挑釁。阿倫為思覺失調症的青少年，有暴力行為的過去史。在又一村的骨牌課中，阿倫常常在旁邊取笑小羅排的骨牌，搞得小羅很生氣，最後終於出手打阿倫，導致互毆。依據又一村村規，不容許有打人的行為。因此，我們將阿倫送急性病房，因為他設陷阱讓小羅出手；而小羅則被處罰需做勞動服務及寫悔過書。

隔天，小羅到我辦公室，小聲告訴我，他很害怕阿倫出院後會報仇。我鼓勵他寫一封信給阿倫，並允諾將信轉交到急性病房給阿倫。小羅很認真寫了一封道歉信。第三天，我將道歉信轉交給阿倫。他看了很感動，說過去就算了，雖然他很衰，是對方先出手，他只是出於自衛。我說，其實是他挖了一個坑，讓小羅跳。阿倫點頭默認。我又說，既然不計較，何不再回封信給小羅，因為小羅很需要他的原諒，我非常樂意再當一次快遞，況且小羅目前就在急診等住院，因為小羅太焦慮了，在家又打他媽媽。阿倫同意寫原諒信，請小羅放心，他出院後不會報仇，並說：「阿長，一個半月後，我們又一村見！」依據又一村村規，打人後轉急性病房需要一個半月方能出院。

隨後，我再將原諒信送至急診室給小羅，他看完信後，淚眼婆娑地對我說：「放心吧，阿長，一個半月後，我們又一村見！」

這回，換我這個快遞阿長噙著淚水……

看領角鴞化解危機，也開啟了人生新頁

小羅第二次返回蘭亭書苑就讀後，醫療團隊決定採用逐步養成法（Shaping）的策略，先讓小羅部分時段返回志光商工，待他適應後，再於 2014 年 5 月全時重返學校，參與大學學測及術科考試。我們事先和學校溝通，請校方安排能接納小羅特殊行為的老師及課程。醫療團隊於家庭會談中強調按時服藥及自我控制攻擊行為等策略，教導小羅學習處理憤怒情緒，如離開現場、散步、運動、繪畫等。

有一天，他因骨牌倒了而發脾氣、大叫，我立即帶他離開現場，再帶他去看領角鴞，成功地化解他攻擊的危機！事後，我鼓勵他畫領角鴞，不久我收到他一幅領角鴞的油畫，栩栩如生的眼神，讓我驗證綠色照護中，動物對人們的療癒力。

出院 2 年後再追蹤，小羅考上台北海洋技術學院視覺傳播系。羅媽媽表示，小羅出院後的這 2 年，不斷調

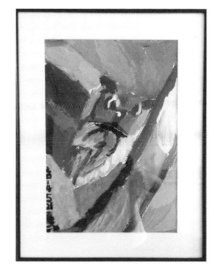

領角鴞

適新環境，藉由繪畫、成立個人網站、開畫展等，使暴力行為下降，也結交新朋友，2016 年成為周大觀文教基金會「熱愛生命」得獎人。

我也收到羅媽媽的感謝函：「感謝松德又一村醫療團隊的用心。家庭、學校及醫院三方的協助缺一不可，又一村最可貴的是彈性很大，每個孩子到又一村的情況不同，以小羅為例：他對某些課程極為排斥，又一村能夠允許他不參與，轉而請求志光商工給某些功課，讓他在又一村完成；也因為志光商工的配合，他利用這些時間完成了一些畫作並參加比賽得到了良好的成績。自信心明顯提升，使病情好轉，我認為極可貴，如果當時只是強迫他一定要上課，或者只處罰他的不配合，那麼情況可能完全不同，謝謝大家！」

大學四年後，小羅順利從台北海洋技術學院畢業。

護理長的學習筆記

暴力行為的處置

暴力行為的產生可細分為七階段：平靜、導火線、激躁、加速、高峰、緩降、回復期，其處置如下：

最重要的是如何維持個案在平靜階段：持續記錄其行為，從中找出個案喜歡的人、事、活動，以圖畫方式（因自閉兒的視覺優於聽覺），建構其個別課表；若一天中都未出現攻擊行為，即予「好棒」的貼紙鼓勵之；善用環境資源：安排帶至附近的公園運動，以抒發情緒；提供穩定情緒的策略，如教導畫曼陀羅；強調凡事改變前須做充份的說明；應用重觸壓，以學習力量的掌控：如握握力球（矽膠成分）、製作重量衣（衣服塞沙包）、幫忙搬便當等粗力的活動等。

- **導火線**：了解並分析暴力行為的導因，是個案的需求未獲滿足？喜歡的慣例或作息被改變？被排擠、被同學噓等等。每個個案的原因都不一樣。

- **激躁期**：應及時安撫個案並採取彌補動作。

- **加速期**：此階段個案會故意找碴、不服從指令或拒絕配合、故意挑釁。需冷靜以待，勿大聲訓斥或挑釁個案。

- **高峰期**：啟動危機機制，建議組成 5 人小組，平時就要演練，由個管老師為首，與個案對談，分散其注意力，同時發號施令，

其他 4 人從背後協助其自我控制。

- **緩降期**：不適合找個案興師問罪，宜讓他獨處，可使之恢復清醒並自我反省，且為其保留顏面。

- **回復期**：觀察個案的情緒變化，等待適當時機，針對他造成的衝突及破壞，依舊按照原訂的契約加以處罰，但同時也大力地增強他之後所表現正確的行為。

　　故事中的小羅歷經由兩次住急性病房的特別處置後，未再出現暴力行為，關鍵在於醫療團隊提供更多的資訊，讓受暴者能更清楚看見所處環境，並增強受暴者的內在力量與外在資源，讓他們有更多的選擇，而不是幫他們做選擇；同時，要重視受暴者擔心被報復的議題，需有外在資源的支持與協助，如暴力發生的當刻，可打提供 24 小時服務的急難救助報案專線 119 求助。事後須加強施暴者的認知改變，以小羅而言，他很想回學校，就要讓他明白，學校無法接受暴力行為，必須學習自我控制情緒。

Part 2

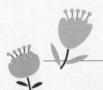

綠色照護的
療癒力量

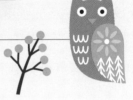

如同領角鴞活化每個人心中的內在小孩，

深化人與人之間的連結，

透過與自然共處，療癒身心靈。

心理治療

找尋生命中的感動

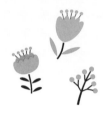

　　面對大自然的不熟悉和無法控制時所引起的不安、焦慮和恐懼，可在同伴支持與活動設計過程中逐漸克服，讓壓力成為成長和經驗的正面資源。

　　1999 年，我參加張老師月刊社主辦，許中光老師帶領的生命喚醒之旅「花蓮行」。在砂卡礑的激流中，在和南寺的暮鼓晨鐘間，我和大自然相遇，與自己對話，挑戰極限，發現美麗，且重新活過⋯⋯

　　第一天的清晨，一個人從台北搭火車到花蓮，中午抵達天祥時，我就病倒了，頭痛、嘔吐，無法參加下午的活動，獨自留在寢室休息，卻在盥洗室重重地摔了一跤，我以為我會孤單的死在花蓮⋯⋯

　　第二天，我很焦慮，擔心我會頭痛，痛到嘔吐，痛到無法參加我此行的主要目的——溯溪。服用止痛劑後，我決定把自己交給老師。老師帶著我們做了很多的暖身活動：伸展、赤足踏在草地上、調整呼吸，然後出發！

與身體連結會有能量，同伴支持克服不安

沿著砂卡礑溪谷走，我模仿老師的動作：初嚐構樹的鮮紅果實；穿越幽暗的廢棄山洞；赤足走在溪床上，讓太陽的熱度透過石頭傳至腳底，進入體內。我專注地走著，看著，隨著隊伍緩步前進，頭痛的焦慮在大自然中逐漸退去……。老師說，在大自然中，很容易覺察到自己的身體，如果能與身體連結，就會有能量。

五人一組的溯溪活動最為驚險，我們手牽著手，橫渡砂卡礑溪，湍急的溪水深及腰部，不斷地掏空腳底的沙子，你必須堅定地穩住自己，又必須不停地前進才不會被沖走，雖然有些害怕，但是你知道你的身邊有人相伴……。老師說，面對大自然的不熟悉和無法控制時所引起的不安、焦慮和恐懼，可在同伴支持與活動設計過程中逐漸克服，讓壓力成為成長和經驗的正面資源。

接著，我們爬上神秘谷的一座巨石，老師計畫要讓我們在巨石上大聲地唱歌，就像電影《真善美》的女主角在草原上唱歌一樣。有一位歐巴桑團員既不敢爬又拒絕別人的幫助，就在巨石下大聲地哭了起來，像極了一個耍賴的小女孩。老師站在巨石上，不斷地鼓勵著：「每個人都可以過得來。」然後，他給時間等待，等待歐巴桑團員用自己的方法與速度爬上巨石。約莫半小時後，歐巴桑在巨石上抱著老師又叫又跳：「我做到了！我自己做到了！」我明白，那就是治療──賦權於當事者，相信、鼓勵與等待，讓對方重新感到有能力做決定及處理問題。

夜裡聽濤，學會被討厭的勇氣，專注重要的事

　　夜裡，大夥就在和南寺星海大佛下聽濤，來自太平洋的海濤聲，分享白天的經驗。有位團員對那位歐巴桑深表同情，並嚴厲地指責老師見死不救，團體被他突如其來的指責給嚇住了，我發現自己的肌肉緊繃，喉頭乾澀，同時我也明白，這就是投射，我非常專注地看著老師如何面對衝突。

　　老師安靜地聽完後回應：「我要謝謝你的表達，讓我了解你的感覺。但是，被罵是不舒服的，我想我們對如何幫助人的看法不一樣，這是對話的開始，謝謝你的直接。」老師面對指責所展現的真誠與勇氣，令我臣服，我決定跟隨他學習。

　　第三天早上，活動最後，老師的課程設計是，提供我們七個選擇機會：找尋阿寶的家，阿寶是老師的一個藝術家朋友，沒找到也沒關係，你會發現別的人和事；留在和南寺和師父們一起工作；拜訪簡樸生活海濱小屋；和巍峨的山、遼闊的海對話；訪問你遇到的人；或者躺在海灘上……，這不正是心理治療中的原則——增加自己的選擇機會，擴展視野，而不是只有對和錯的二元選項！

　　花蓮行之後，我決定跟隨老師，並參加荒野保護協會解說員的訓練，在「又一村」開辦自然體驗團體，運用醫院特有的象山地理資源，倡議生態醫院……，這一切都始於花蓮行，就像《湖濱散記》梭羅在書中所提的內容，我去花蓮，是因為我想用心地生活，只去面對生命中最重要的事，並看我能否從生活中學到什麼，而不要在我臨死時，發現我從沒有活過……

護理長的學習筆記

　　1999 年我參加許中光老師帶領的生命喚醒之旅，看見許老師面對學員的恐懼，願意給時間等待，不急著伸出援手；面對另一學員的嚴厲指責，表裡一致地回應，令我臣服。

　　由於身在精神病院的關係，我得以看見許多醫師、諮商師等治療者在信奉理論與應用理論之間的不一致，說的和做的明顯不一致，因此，我特別注重表裡一致的溝通模式。於是，我聘請他到又一村青少年日間留院帶領並督導自然體驗團體，為期 20 年，開啟我以團體為基石的綠色照護，進而倡議生態醫院的營造。他鼓勵我要為自己發聲，在體制內找尋空間和時間，做自己想做的事，結合興趣於工作中。

　　我想，我之所以能夠在第一線工作到 65 歲退休，應是投身於生態醫院營造的歷程中，運用自然元素於自己、病人及社區里民的照護，而滋長的堅韌生命力。

　　許老師對我的另一個影響是，我終於明白——沒有人可以強迫我做任何事，除非我有意願想要改變，否則改變很難發生；而信任關係是促成改變的關鍵。我相信精神病人也和我一樣。這和我從《未曾許諾的玫瑰園》這本書中所學習的不謀而合。爾後，與病人建立信任關係，成為我照護病人的中心思惟。

謝謝「小青」現身，
讓 240 個人有驚艷的早晨

　　兩位陌生人正在院區內砍「春不老」。我花了一些時間詢問、打電話及追蹤。兩個小時後，總務人員回覆我，原來是清潔外包負責外圍環境的兩個新人，奉命除雜草，而「春不老」就是沒用的雜草！

　　2014 年 2 月 25 日早上 7 點 20 分到芒花道探勘，發現捲曲在血桐枝幹上的無毒青竹絲「小青」，決定盡我所能地邀請學員、實習護生、老師及同事們來看小青。

　　9 點 30 分讓成人日間留院的學員與小青會面。利用生活座談會的時間，180 位學員、實習護生和老師、同事及主治醫師到芒花道，在血桐樹下與守株待兔的小青見面，牠那青黃色的腹部、盤旋的身軀及溫和的眼神，讓大家感受到小青的可愛、溫馴！

放慢腳步，就能看見更多

　　10 點 5 分，一群生態導覽志工帶著一群復健病房的病人，經過芒

花道要上象山，我指出小青所在的位置，志工興奮地為 40 位病人解說。

10 點 15 分，我再帶領又一村的 20 位學員、老師及家長與小青會面。「妳的眼力那麼好！？妳怎麼看得到青竹絲，我們怎麼都看不到？念研究所好像對妳的視力毫無影響，可見折磨得還不夠，我一定要告訴戎老師！」帶實習的韓老師笑謔道，戎老師是我的指導教授。其實不是我的眼力好，而是我放慢腳步，自然就能看見捲曲在血桐枝幹上的「小青」。

「蛇不會主動攻擊人，有蛇的地方，表示這個地方的生態未被污染。蛇吃青蛙，青蛙吃毛毛蟲，毛毛蟲吃草，草長在土地上，意味著松德院區這片土地沒有農藥、沒有被汙染。」我解說生態食物鏈。

「蛇是雌雄同體嗎？如何分辨公母？如何分辨牠不是毒蛇？」學員提出了各式問題，而我也一一回答。謝謝小青，牠的現身讓 240 個人有個驚艷的早晨。

緊接著，我帶領又一村的 20 位學員及老師在芒花道練習赤腳走路，並邀請他們分別踩在柏油路、草地及泥土上，比較三種不同的觸感。大部分學員都需要鼓勵嘗試脫下鞋襪，最終只有亞斯柏格症、觸覺敏感的小羅不敢赤腳，則不予勉強。團體分享時，學員們表示不習慣赤腳，擔心被刺到或踩到狗屎，三位學員覺得赤腳走路很新鮮。多數人喜歡赤腳踏在草地上的柔軟感，一種癢癢的感覺；也有人最不喜歡踩到泥土，感覺腳髒髒的；而我則享受冬陽灑在柏油路的微溫……

守護生態環境，生態花園成另一個療癒空間

下午 3 點，經過一院區停車場，聽到刺耳的機械聲，循聲找到兩位陌生人正在砍「春不老」，春不老是一種常綠灌木，成熟時的紫黑色漿果，是小鳥們的最愛。終於被我發現兇手！這幾天我一直在納悶，為何停車場周圍的春不老全被砍光，該處明明有我架設的春不老解說牌，為何還是被砍？我告訴兩位陌生人，春不老可以減少灰塵、抗噪音，是綠色圍籬，它的果實是小鳥的食物，拜託他們不要再砍。我想弄清楚他們是誰？受僱於誰？是誰要他們砍掉春不老？他們竟然反問我是誰？你敢負責嗎？什麼春不老？又沒看到什麼小鳥？

花了一些時間，我終於弄清楚他們受僱於清潔外包。因此，我找上管理清潔外包的總務人員，他什麼都不知道！還問我為何找他？我拜託他，至少他的職責是管理環境，他終於同意。兩個小時後，他回覆我，原來是清潔外包負責外圍環境的兩個新人，奉命除雜草，而春不老就是沒用的雜草。看來清潔外包已變成我守護生態環境的重要關係人！

其實，早先我們曾在垃圾場種植的大葉桉附近，靠近圍牆處，發現有許多的台灣原生種動物「褐樹蛙」。我們在那兒設置褐樹蛙保護區，架設褐樹蛙解說牌，同時找過工務課長，他答應過褐樹蛙保護區不要除草。但是，後來的經驗屢屢讓我洩氣，我只好請褐樹蛙搬家，即便褐樹蛙已被列為受保護的台灣原生種動物。

返回三院區途中巧遇藥師吳瑞菊，她抱怨她栽種的花草不知被誰

拔光了，枉費她辛苦的照顧，我建議她去找管理清潔外包的總務人員，多人發聲，聲音才會被聽見。她還想建議院長，獎勵員工認養院區的土地，只要有興趣的人，都可以有一塊小小的土地，可以栽種花木，美化院區環境，為我們每天踏過的土地略盡心力，既可以省錢，又可以運動，何樂而不為？

下午 5 點 20 分，我在三院區集合又一村的老師們，我們共同討論對生態花園的計畫，讓大家了解工程進展及種菜區、堆肥區、生態池等的劃分，有老師建議木棧道旁邊可再栽種春不老，我覺得構想不錯，再聯繫錫瑠基金會的景觀組組長，請他協助取得春不老。

離開又一村時已 6 點，天色已暗，生態花園可能成為松德院區另一個療癒空間？！我問天上的月亮，月光淡淡的，似有若無……

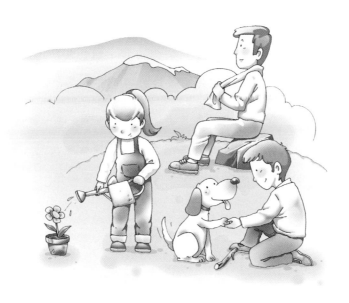

護理長的學習筆記

　　我在追尋自我成長的歷程中，參加過無數的團體，如薩提爾模式家庭治療、夢工作坊、團體動力工作坊、生態心理志工訓練、冒險治療工作坊等，雖然也曾在團體中受傷過，但仍十分肯定團體的效益，不但省錢又省力，且受用無窮，特別是鏡照作用（mirror reaction）。鏡照作用指經由團體成員互動的過程中，個體可以從別人身上發現從未被自己注意到的，或過去一直被潛抑部分的自我，也可能由他人對自己的反應發現自己新的部份，透過鏡照，我重新孕育成長。要提醒的是，若你有不想公開的事，就不要在團體中說出來，以免受傷，這點非常重要，也是團體受害者的癥結。

　　總之，要找尋與你自己相應的帶領者及支持性團體；同時自己也得開放心胸！我喜歡團體，也從團體中獲益，因此，我多運用團體理念於精神復健中，如：音樂創作團體、動物輔助治療團體、舞蹈治療團體等。我最衷情於自然體驗團體的參與或帶領。

　　自然體驗團體指以團體為基礎，運用觸摸、鼻嗅、口嚐、眼看、耳聽的方式和大自然接觸，引導個案體驗、探索並反思，釋放潛藏的能量，重新建立與自己、他人、大自然的親密關係。

　　精神病患常被汙名化，甚至被標籤為「麻煩製造者」，遭受到人們的歧視。而在大自然中的動物、植物、庭院、森林並不在意精

神病患的外表、氣味、談吐與診斷，它們對病患的接納是無條件，寬宏的，沒有防衛，也不會頂嘴。體驗乃實驗之意。接觸是自然體驗的第一步，自然體驗強調由做中學習，運用基本感官視、聽、嗅、味、觸覺的體驗模式；探索主要在冒險與挑戰，許多人的成就感來自於探索，探索是一種驅動去體驗某些隱藏未知的事物，含有遲疑與驚喜的成分，是促成改變的要素之一。反思是用來分析我們的實驗與生活，找出兩者的連結模式，將體驗及探索的行動意義化。我們透過學習單、小組活動及團體討論皆能引發反思。

綜觀，自然體驗團體是以大自然的動物、植物、景觀為媒介，可消解成員的防衛心，建立信任關係；同時，以支持性團體為基調，亦可促進成員間經驗的分享、成長。讀者可善用公園、學校的綠色環境或郊山，開啟您自己的自然體驗。

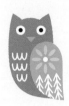

自然農法

透過種植蔬果，潛移默化教化人心

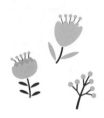

　　種菜的目的不在菜園的整齊與作物的豐收，而在過程中對個案的邀請，給予機會嘗試，寬容與鼓勵，最重要的是引發個案對自然與生活的好奇。因此，種菜行動也就成為青澀苦戀的救贖。

　　自然體驗團體進行四年後，許中光老師逐步在又一村的生態花園及生態池周圍倡議自然農法，他說實踐自然農法是一種修行——修持自己、改變自己。

　　坦白說，我比較喜歡自然體驗，優游在大自然中，輕鬆自在，好像在玩，但從事自然農法是工作，是有負擔的，還有許多疑惑，例如：哪來的耕地？我們又不用農藥，生態花園都是蝴蝶，若種菜，給蝴蝶的幼蟲吃都不夠了，那輪得到我們吃？即便有耕地，也只有小小的兩三坪，東一塊，西一塊，能種出什麼？最嚴重的是，我發現生態花園底下竟然都是建築廢棄土，怎麼種？還要帶學員種，不可能的任務？

何謂自然農法？它相對於慣行農法，不用農藥、肥料；只用落葉堆肥及廚餘堆肥；除了咸豐草外，不拔草，讓雜草的根工作，鬆軟土地；善用小面積土地耕作；多樣性種植；種植可食性的菜與果樹；留種子。許中光老師用實際行動一一化解我的疑惑。他運用小團體方式，以五位老師為組長，讓學員自行選擇要跟隨哪位老師，組別確定後再認養耕地，善用小面積土地，只用落葉堆肥及廚餘堆肥，種植當季蔬果，但護理長我要想辦法弄到菜苗或種子。

我雖不明白修行，卻驚艷於原本都是建築廢棄土的生態花園，在實踐自然農法三年後，土質變得鬆軟，蚯蚓現身。而冬天採收的刈菜，在我們和家長們的努力協助下，竟然可以一人一碗味道鮮美的刈菜雞！

種菜可以是種陪伴，也成為青澀苦戀的救贖

而活動設計讓小雨和家瑜兩人一起種 2 顆高麗菜苗，請他們每天澆水，是我在種菜行動中處理小雨苦戀的祕訣。亞斯柏格症的小雨喜歡情緒障礙的家瑜，但家瑜一點也不喜歡他，卻不知如何拒絕，我讓他們一起合作，在工作中自有分寸……

我們也種小白菜，但很快就有毛毛蟲看上小白菜，因此，我們也就讓給毛毛蟲，不採收小白菜，而小白菜竟然長出許多黃色小花，原來小白菜會開花！接著，毛毛蟲、蜜蜂及蝴蝶出現，隔天，小白菜竟然只剩葉柄！毛毛蟲真的很會吃。小雨和家瑜說要幫毛毛蟲搬家到兩

顆高麗菜上面。於是，我們一起幫毛毛蟲搬家。

　　我特地邀請亞斯柏格症、不敢摸毛毛蟲的小羅加入。毛毛蟲是紋白蝶的幼蟲，好像綠色的蠶寶寶，我碰觸到小羅粉嫩的雙手，讓小羅的手心接住毛毛蟲。這是個好時機，我有意識地趁機碰觸平時不會碰觸的亞斯柏格症學員，以提升他的觸覺閾值，避免因觸覺敏感而引發他的暴力行為。最後，我請小雨數一數共有多少隻毛毛蟲。「68 隻耶！」小雨非常認真。孩子們說，兩顆高麗菜是蟲蟲樂園！

　　我牢記又一村的俊志老師所說的，在帶領學員種菜時，工作人員的心態上要改變，學員是來幫忙的，不是來工作的，否則雙方的壓力都很大。因此，我在帶領小雨和家瑜時就是放下追求成就感的心態，專心陪伴他們，教他們怎麼使用工具和如何種菜，他們非常投入、開心，家瑜還要求再種一盆特別的菜。

　　在又一村地下室的廚餘堆肥區，俊志老師帶著一個學員，每天將攪碎的廚餘再混拌培養土，並添加咖啡渣和豆渣以促進發酵。因此，堆肥區總有著一股暖暖地、淡淡地泥土香味，以至於有一條龜殼花曾三度留戀於堆肥箱中，我雖然兩度苦心婆口地勸牠遷往別處，但牠對又一村堆肥區卻情有獨鍾。為了學員們的安全，最後我不得不請人把牠送往一公里外的象山崗。

　　有一天，我突然發現堆肥區的水泥空地上出現一片木瓜林。俊志老師說它們都是從堆肥箱中自己長出來的，數一數共有 20 棵，讓我對自然農法的廚餘堆肥多一份敬意！

　　木瓜林的木瓜既脆甜又好吃，其中的一棵最了不起，長出一樹壘壘的木瓜，孩子們摘了又摘，我們總是有吃不完的木瓜，連來又一村參觀的客人都知道又一村有一棵很會生的木瓜，於是，它成為孩子們口中的「木瓜媽媽」。在一次的活動設計中，我們規劃至堆肥區的水泥空地上，由俊志老師介紹廚餘堆肥、木瓜林及木瓜媽媽，最後讓孩子們一一向木瓜媽媽致謝。

　　罹患思覺失調症的雄，除了打電動和吃之外，對其他活動都提不起勁兒，兩年內體重上升 25 公斤，讓全天陪伴的雄媽媽很無奈，也讓醫療團隊感到挫敗，但透過自然農法的種植，潛移默化中改變了他。輪到雄對木瓜媽媽道謝時，他說：「謝謝木瓜媽媽，也謝謝我的媽媽兩年來的陪伴！」正當我懷疑自己是否聽錯時，卻瞥見身旁的雄媽媽熱淚盈眶，她眼裡噙著的淚水意謂著兩年來的付出被理解，諸如：辭職伴讀、對雄弟弟的疏忽的抱歉、對雄缺乏改變動機的無奈……

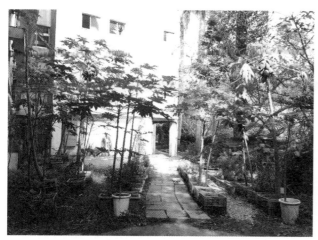

水泥地長出一片木瓜林

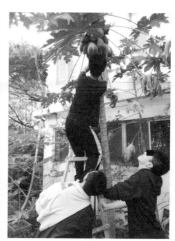

摘不完的木瓜

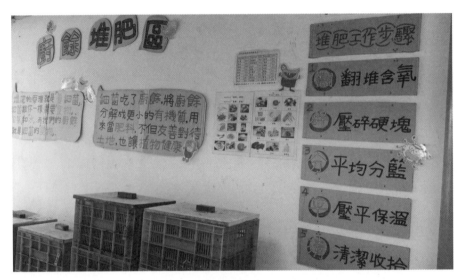

廚餘堆肥區

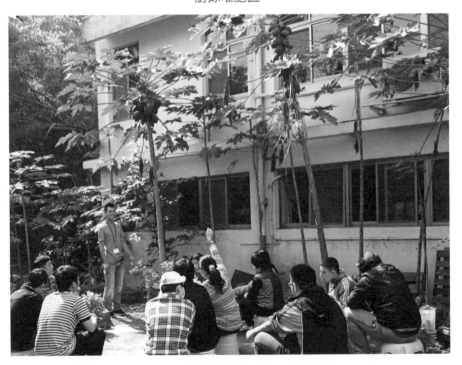

謝謝木瓜媽媽

懼學症的小翠願意踏出家門

感謝又一村讓我能夠走出家門，再走出又一村，幫助我完成國中、高職學業……

小翠，女，15歲，診斷為懼學症。因為被排擠感，拒絕上學兩年，從國一註冊後，就留在家裡看漫畫。慢慢地，她連外出租漫畫的能力也逐漸消失……

2003年6月5日，一位中輟生追蹤輔導計畫的社工員轉介小翠到又一村青少年日間留院的蘭亭書苑上學。試讀了一週，她決定就在又一村唸下去，因為可以拿到畢業證書，還有一些好處，例如：有她最喜歡的結藝課和家政課，完成作品時很有成就感，還可以免費將成品帶回家。不過，若有團體的分組活動，常因「被排擠感」令她感到害怕。

自然體驗改變排斥分組活動的她

2003年8月的村民大會，我宣布又一村要到自來水博物館戶外教學，希望每個學員都參加。會後，她告訴我，如果是規定每個學員都得參加，她就曠課。我再深入了解，她哭著說，因為「被排擠感」。

　　我提出邀請，如果她和我兩人一組，她幫我提資料，我幫她準備午餐？她考慮後，提出要媽媽一起參加的條件，我接受他的提議。但出發當天，我卻因臨時有公事而無法隨行。我把午餐拿給她，問她願不願意照常參加？她說都已經準備好了，哪會不參加！但戶外教學結束後我再問她，如果下次再舉辦類似的活動，她會不會參加？她卻說，百分之八十不會，也是因為被排擠感，雖然這趟的經驗還不錯！後來，在自然體驗團體的分組活動中，我常邀她參加我和其他 2 位學員的小組，她並不排斥，只是會緊跟著我，不斷地問一些問題，漸漸地她有了改變。

　　2004 年 7 月 29 日的自然體驗，依照我設計的學習單，學員們很快在榕蔭隧道附近找到人面蜘蛛的家，驚嘆人面蜘蛛結的大圓網，直徑有 150 公分；畫下雌蛛駐足在網中央的老人面孔；觀察在網圈週邊，橘紅色的三隻雄蛛；比較雌蛛和雄蛛的差異，雌蛛體長 7 公分，雄蛛卻只有 7 公厘；學員們討論一妻多夫的生活會有衝突嗎？在我的解說下，學員們學習到蜘蛛的進食方式，牠們雖然有口器，卻不用咀嚼，而是先注入毒液，等獵物分解成液體後，再吸取其體液。最後，小翠代表我們這一組在團體中分享綜合學習：「原來！人面蜘蛛是益蟲，會捕食蚊子、蒼蠅！」

　　課程結束後，我稱讚小翠，她剛剛在小組中和學員們的討論與合作很精采。透過人面蜘蛛的媒介，她願意卸下心防，和學員們討論人面蜘蛛的大圓網，比較雌蛛和雄蛛的差異，一妻多夫的生活，並願意代表我們那一組上台分享，不同於往日瞧不起其他學員的高傲態度。

考進職校一步步改變，又一村卻不再是避風港

在又一村蘭亭書苑就讀三年後，小翠考進稻江職校。由於她的被排擠感，情緒起伏很大，講話很衝，常引發人際衝突，因此，又一村的翠華老師先陪伴小翠搭車到學校逛逛，熟悉周遭環境；然後再陪伴她去註冊、看看班級的教室、認識班導師；我也曾數次到稻江職校和輔導老師及班導師討論小翠的狀況；我們鼓勵、示範與同學的互動、具體讚賞小翠踏出又一村，逐步地往前邁進。

小翠就讀於稻江職校期間，我和社工師曾兩次家庭訪視。見到她罹患思覺失調症、會攻擊母親且拒絕就醫的哥哥、擔心被報復而長期忍受暴力的母親，及家徒四壁的住宅，讓我們對小翠有更多的理解與寬容。因此，又一村團隊在她就讀高職期間，提供所有可能的資源和協助，不管是在情緒上或物質上，譬如說她在心情不好時，總會以又一村為避風港，來找老師訴苦、問課業問題或「借用」美勞課的材料等等，直到她三年後順利畢業。

參加完稻江職校的畢業典禮後，小翠穿著制服，開心地拿著畢業證書，到又一村來給老師們看。從此，她從又一村消失……

偶然巧遇解開多年疑惑，為了生存要先照顧自己

2023 年 12 月 30 日下午 5 點，我搭乘 88 路公車返南港方向，中途見一女子邊講手機邊上車，似乎有衝突事件正在發生。當時因為乘客稀少，我可以清楚看見這女子的臉，這不就是小翠？我一改不在公共場

所對我照顧過的精神病人主動打招呼的習慣，嘗試喊了一聲「小翠」。她回過頭來，從她的眼神，我明白她真的是小翠，雖然我們已經有 15 年未曾見面。講完手機後，她走近我，叫我護理長，問起我和又一村的翠華老師近況，我們談了半個小時。我告訴她我退休了，以及又一村的人事變動。她說她剛剛下班，準備回家，目前在做社區清潔的工作，她曾多次換工作，總是不如意，剛剛就是在和領班談工作問題，一言難盡。

她又說感謝又一村讓她能夠走出家門，再走出又一村，幫著她完成國中、高職學業，但她和又一村的精神病人是不一樣的，他們比較嚴重，她只是有情緒問題。我終於明白她都沒有再回又一村的原因。

再問起她哥哥的近況。她不諱言地說，哥哥在 2019 年死了，她很高興，並批評自己是一個很自私、冷漠的人，對哥哥的死，她沒有一絲悲傷⋯⋯

「我認為妳必須自私、冷漠才能活下去，這是妳的生存策略，人總要先照顧好自己。」我提出不一樣的看法。「妳是一個了不起的人。在沒有爸爸、有一個嚴重暴力的精神病哥哥，及一個長期忍受暴力的媽媽的困境下，願意給自己機會走出家門，走出又一村，完成學業，現在又在工作。」我具體說明。

她同意若她不自私、不冷漠，她無法活下去。接著，她說又一村對病友雖然很好，但是，又一村的保護太多了，其實又一村只是個中途站，出社會後才知道社會是很現實的，不像又一村那麼好⋯⋯

「哥哥走了，我應該比較輕鬆，沒想到媽媽卻開始生病，三次開

腦手術搞得我心力交瘁……」小翠還有很多事要說，但我必須下車了。

面對父母的老、病、死，本來就很辛苦，只是，發生在小翠身上，就顯得更不容易了……

護理長的學習筆記

懼學症屬於精神官能症，俗稱神經症（neuroses），病患呈現焦慮、緊張、恐懼等，為這些症狀所苦惱，有病識感。照護方式仍是先與個案建立信任關係後，再應用逐步養成法（Shaping）的概念，此案例乃透過人面蜘蛛引導病患進入團體生活。在準備個案回歸一般學校時，也是應用逐步養成法，由熟識的老師陪伴搭公車到學校周遭環境看看，再進入校園逛逛，最後才和新老師認識。

很遺憾，此個案在高職畢業之後，因自認為她不是精神病人，她只是情緒有問題，不像精神病人那樣嚴重，而結束和又一村老師們的關係，也切斷和外在資源的連結。

逐步養成法，又稱為行為塑造，透過逐次增強工作分析後的小步驟，一步步引導個案習得適當行為。重要的是，分析過後的小步驟是能保證成功的經驗，若不行，則應隨時調整，以確定每個步驟都被增強。

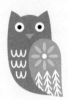

築一個生態池之夢

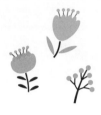

　　我決定要營造一座──鳥願意來洗澡、喝水，蛙願意來產卵、長大，蛇會喜歡來找食物，人會喜歡來散步休息、思考自己人生的生態池。

　　在倡議生物多樣性與永續環境的脈絡下，2000 年間全台的社區公園及校園興起一股設置生態池的熱潮，一學者普查台北市所有國民小學，有 63.3% 學校曾設置生態池。2004 年元月 20 日，農曆除夕前一天下午，我透過位於集集的行政院農業委員會特有生物研究保育中心總機的轉接，再經由值班人員的引見，見到了副主任彭國棟副教授。他在兩個小時的會面中，給了我醫院生態化的建議及參考資料，並為我導覽生態教育園區，讓我對生態池的印象深刻。2004 年夏季，我注意到又一村 2 樓原有的一座內貼磁磚的空中小水池，竟然有大肚魚、樹蛙常駐，胡蜂、蝴蝶常來吸水，還撞見來吃魚的小白鷺，一個長 5 公尺，寬 2 公尺，水深 25 公分的空中水池，竟然可以供養這些動物！於是，在又一村擁有一座生態池也就成為我的夢想。

打破沉默，學著柔軟，完成建構生態池的夢想

有一天，我發現有一筆100萬的工程剩餘款可以運用，工程委員會原計畫要種植一些外來種、昂貴的樹木，我說服院長、土木工程師、景觀設計師和工程委員會，改建為生態池，因為生態池是建構「生態醫院」的重要指標。意外的是，我的直屬上司卻以「病人安全」為由，堅決反對生態池的興建。

「我們是一個精神科醫院，水池會淹死病人！」上司說。

「我請教過生態專家，為考量人類安全及池中動植物之生長，生態池水深以80公分為原則，符合安全標準。」我竟然發出聲音？！我一直都很沉默，長久以來，護理界是一個沒有聲音的弱勢團體，但此時我卻發聲，實踐在荒野保護協會解說員結訓儀式時的發願，希望自己成為「油點草」，象徵著「有點吵」。

「你知道嗎？報紙曾刊登某家百貨公司廣場前的水深只有15公分，就淹死了一個孩子！」上司舉證。

「到目前為止，還沒有報告顯示出生態池曾淹死人！」我再度發聲！

「張碧鳳，你為什麼一定要在醫院搞一個生態池？你以為你可以永遠待在第三院區？」

「我不是為我自己，我只想為大自然盡一份力！營造生態池不僅具有景觀、休憩、教育功能，對活化都市生機及生物多樣性保育具有直接貢獻，而且生態池之流動水及植物能產生陰離子，引發興趣、美

感、愉悅感及寧靜，可紓解壓力，並減輕焦慮。」雖然許中光老師一直鼓勵我要站在自己的位置上發聲，可是，在這個時候，面對直屬主管，不怕丟官？雖然「護理長」只是一個小小的官兒。

「張碧凰，你有沒有想過，你退休以後誰管生態池？」

「生態池不太需要維護，只要保持其生態，自然可以維持平衡，那不是問題！」我的態度很強悍。

衝突過後，我發現自己沒有辦法站到上司的位置上，我無法體會上司的擔心，只為營造生態池的夢想而堅持，甚至準備更多的生態池資料企圖說服上司。這件事驚動院長。剛開始院長雖然支持我，但為了某種理由，最後院長不得不放棄生態池。我非常難過，第一次出現「不如歸去」的念頭，我在這所醫院服務已經很多年了，從未想過退休，即便在 10 家市立醫院聯合之際，我的同事們能退的都退了，我卻選擇再進修研究所⋯⋯

與上司的正面衝突後，我一直有很深地困惑：土地有了，錢有著落，院長也肯定，為什麼還是行不通？很多貴人安慰我，其中時任北醫附醫護理部主任施富金老師的話最受用：「做為一個屬下，除了盡力提供資料外，還得尊重主管做決定的權利。」我豁然開悟，不再堅持。

當我不再堅持後，上司卻在兩週後主動再提營造生態池的計畫，只要求水深度再降低。我非常開心，從營造生態池的過程中學習到在體制中的對應策略：「發聲」與「柔軟」。

打造讓人們都能安全且放心親近的生態池

2007 年的愚人節，長 17 公尺，寬 7 公尺，深 60 公分的生態池終於完工，雖然礙於聯合醫院行政體制的種種限制：工程多次流標導致施工項目的更動，少了進水和出水設施，水泥化的池底，滿園的石礫等等，生態池的設計其實不是很生態，但我還是克服種種困難，並獲得貴人們傾囊相助……

遠在集集特有生物中心的彭國棟老師常義務解惑，教導我逐步搬遷空中水池的動植物，並提供大安水蓑衣、水柳、野薑花，還時時提醒我的身段要再更柔軟些；主治醫師在工程進行中的監督與建議，帶著學員們撿石頭、整地；已離職的詹勝隆先生送來野薑花的地下莖，並允諾協助植栽池邊植物；劉俊志老師為動物們設置 2 個生態小島，帶著學員們移植空中水池的植物；引領我進入生態保育行列，並將生態理念結合於護理工作的許中光老師，持續地鼓勵我要有意識地邁向自己想要的目標，為目標「發聲」，肯定我的實踐行動……

在這樣的脈絡下，當初上司的擔心病人安全和交棒問題，也就成為我在準備開放生態池時，必須面對的重要議題。我的心態已經從和上司的嚴重衝突「轉化」為上司的善意提醒。

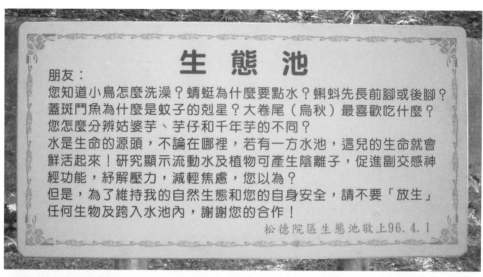

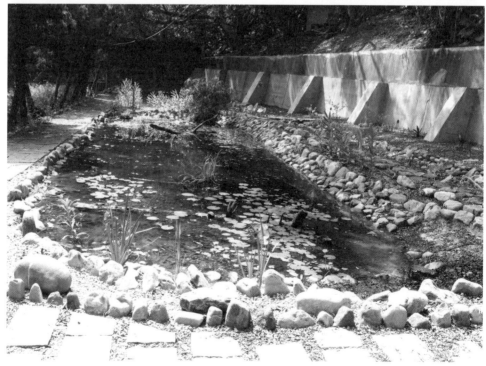

得來不易的松德院區生態池

在考量「安全問題」與「親水利用」之間，我決定要建構一座同時具有高生態價值以及能夠和人們連結的生態池。因此，帶著學員、家屬、同仁一起參與，栽種並引入台灣特有原生種動物及植物，同時藉由解說牌的說明，引導學員、社區民眾能夠「安全地」親近生態池，不要因為池邊圍籬的架設而阻隔人們與生態池親近的機會。

乾坤大挪魚改善生態池，為防止外來入侵種困難重重

「生態池不太需要維護，只要保持其生態，自然可以維持平衡！」當初我對上司的答辯言猶在耳，但，有了生態池後，我才發現生態池是需要維護的，而且維護的工作困難重重。除了維持池邊的環境整潔，及走道的草不能太長，以防蛇類躲藏之外，還要摘除變黃葉片、凋萎花朵、果實，以保持水質潔淨；維持出水及入水道之通暢；維持適當之水位，保持在 40-60 公分；注意池面之植物覆蓋率保持在 20%~40%之間，一方面可以提供水中生物充足之食物來源，一方面維持較高之綠色景觀和野生動物棲息、避敵場所。最重要的是，每週需清理水池一次，移除外來入侵種的動物和植物，如吳郭魚、福壽螺、琵琶鼠、銅錢草、水芙蓉等，以免造成對台灣原生種動植物的生存威脅。

有一天，我突然發現生態池竟然都是吳郭魚，原本池中的台灣原生種蓋斑鬥魚都不見了。為了維護生態池的生物多樣性，我們在許中光老師的帶領下，進行移除吳郭魚的活動，且全程拍照。從解釋被外人放生吳郭魚開始，引導學員為此活動命名，經票選為「乾坤大挪

魚」。再將學員、家長及老師們分成三小組，分配任務：先將魚和水生植物等分別撈在水桶子中，再將池中的爛泥和石頭清除乾淨，並曝曬池底三週，以防吳郭魚的魚卵隱匿池中。活動結束後，再藉由照片及文字帶領學員們回顧清理過程。參與的 20 個學員當中，有 18 位表示雖然很辛苦，但能學習到互相幫忙、有成就感、有趣，願意為維護我們的生態池而努力。

曝曬池底期間，我們參考荒野保護協會的溼地專家意見，同時進行生態池改善工程，諸如：池底填充砂質壤土，提供生態池營養的泥土；截剪池岸大榕樹，讓水生植物有充足的日照時間等。

乾坤大挪魚後兩個月的一個早晨，我又發現一隻直徑 20 公分的巴西龜出現在生態小島石頭上曬太陽，巴西龜一發現有人靠近，一溜煙就潛入水中。當刻，我意識到必須讓所有同仁了解，家裡棄養的魚、龜不能帶到生態池來放生，以免破壞生態多樣性，因此，我利用各種方式對同仁們進行生態教育，如生態導覽、寫文章投稿院內刊物等；同時得想辦法捕抓巴西龜。威廉警衛在執行院區巡邏任務時，看到我用漁網根本捕不到動作敏捷的巴西龜，遂教我用誘釣方式捕捉。於是，我們組成四人捕龜小組，約定某天為捕龜日：又一村的俊志老師穿青蛙裝、戴手套下池，動作輕、用手勢、慢慢地移動驅趕巴西龜；同事勝隆以肉片為誘餌；我監看巴西龜行蹤；當巴西龜現身吃肉片時，威廉警衛再用漁網從背後捕撈。歷經半小時的合作，我們終於成功捕獲巴西龜，再由勝隆幫忙帶至附近廟寺之放生池野放。爾後，我和威廉警衛成為好友，不再只是護理科阿長和警衛的點頭之交！

　　另外，關於生態池改善工程的經費來源，因找不到相關的預算，讓我很苦惱。很幸運地，一同事提醒我，有一筆錢可做為生態池改善工程的費用。事情是這樣：2000 年曾發生同事倒會事件，受害員工多達 150 位。我是受害人之一，也是組織自救團體的負責人。我揭發會首偷標會的行為，中止同仁們繼續繳錢給會首的行動，並凍結會首已脫產的微少存款。因此，有一筆 21 萬的款項被保留下來。同事遂建議捐出這筆錢。我逐一問過受害的同事後，大家欣然同意捐出，做為改善生態池的經費。這筆款項的捐出，不僅解決受害同事間無法公平分配的難題，同時也意謂著同事們對生態池營造的支持與肯定，讓我受到很大的鼓舞。

　　深刻體驗吳郭魚、巴西龜入侵生態池的慘痛經驗後，我終於明白維護生態池真正的困難所在，也能體會全台的生態池陸續消失的原因。基於碩士論文研究的需要，我被指導教授要求參訪其他的生態池，2008 年間我曾參訪全台各地共 20 所大專院校、國中、國小及社區的生態池，除了集集特有生物中心的生態池維護良好之外，多數的生態池都因外來入侵種而走上填平或演變成野放池的窮途末路。可見，生態池維護的艱難！

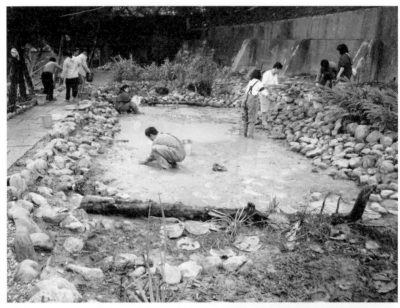

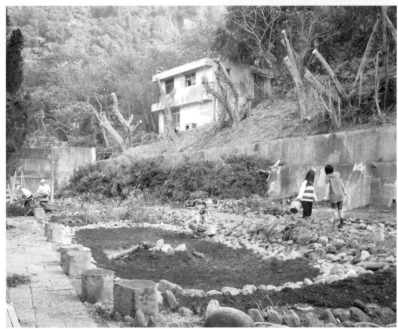

水蛭如敵人般入侵，令人心慌只想殲滅

2007 年 5 月，我注意到下水清理生態池的伶俤老師所穿的青蛙裝上有許多小水蛭，引發我的恐慌。記憶中有一篇報紙報導：水蛭穿入人體，潛藏在人體多年後，產生嚴重的腦炎併發症。因此，我想盡辦法弄到鹽巴，帶伶俤老師到一院區的護理長值班室洗澡；同時，積極找尋生態池出現大量的水蛭的原因。

專門研究軟體動物的荒野保護協會的朋友表示，很多生物會以卵的型態度過不好的環境，等到適合的時候才開始大量產生，他認為水蛭可能寄生在囊螺體內或新移進的壤土，而進入生態池。

當時，我發現我很生氣，還因此而牽怒一些人：氣主治醫師的不體諒，還說我因為清理被放生的吳郭魚而傷害很多生物，會受到報應；氣荒野保護協會專家的建議，什麼鬼專家，生態池週邊的樹都被砍光了，美的光影都消失了，還多出了水蛭；氣許中光老師的鬼點子，幹嘛搞出個生態池；更氣自己，花了這麼多時間與精力，結果還可能傷害到伶俤老師？

發現水蛭的這段期間，我想盡各種方法要殲滅水蛭，包括吊水蛭的活動。勝隆幫忙至竹林中裁取多支竹桿，我準備肉片，再將肉片綁在吊桿上，請學員們吊水蛭。結果只見平時罕見到的蓋斑鬥魚現身吃肉片，水蛭依然藏身於生態池中！

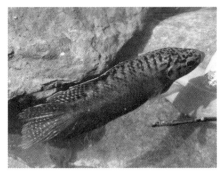

蓋斑鬥魚

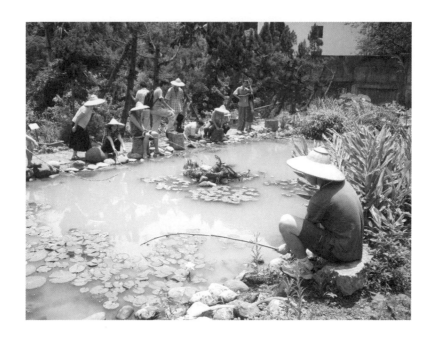

天靈靈地靈靈，仿若撫慰人心的咒語，學會和水蛭和平共處

　　曾被水蛭附身的伶悌老師出聲安慰我說，任何工作都有其潛在的危險性，水蛭是生態的一環，是大自然的一員，只要有水的地方就會有水蛭，就像水田、濕地、溪流等，這是大自然的現象。我猛然發現自己雖然很努力充實生態知識，卻未落實到現實生活中。最令我感到汗顏的是，我意識到自己想盡各種方法要殲滅水蛭的掌控慾。

　　當時遠在澳洲打工的俊志老師捎來一張明信片，他得知生態池有水蛭後，用幽默的筆觸，畫出一幅畫，撫慰我的焦躁。他化身為道士，口中喃喃唸道：「天靈靈，地靈靈，水蛭跟我來，離開生態池，噹噹噹……」

　　經過伶悌老師及俊志老師的安慰、支持後，我發現自己已不再堅持要殲滅水蛭，且能夠再搜尋更多資訊，以便和水蛭和平共處，例如：水蛭雖然長的有點噁心，會附著在皮膚吸血，但它只要吸飽了，自然就會自獵物身上脫落，它進入人體內的機率微乎其微，不能因噎廢食；水蛭並沒有使人致命的毒性，若產生傷口，用生理食鹽水清潔，並用優碘消毒，若紅腫發癢的話，可在紅腫處用冰塊冰敷即可；水蛭體內含有「水蛭素」，是一種抗凝血劑，可以阻止血液凝結，對於抗血栓塞、降血脂等心血管疾病有良好功效，在中醫藥學中，它被視為一種帶有小毒性的中藥，具有破血通經、逐瘀消腫等功效。

　　然而，在這些過程中，最重要的學習是，清理生態池時必須穿青蛙裝，過程中勿以手碰觸口、鼻，以防水蛭進入人體，並在事後檢視小腿、足背及浸水部位，有無水蛭存在，以確保安全。

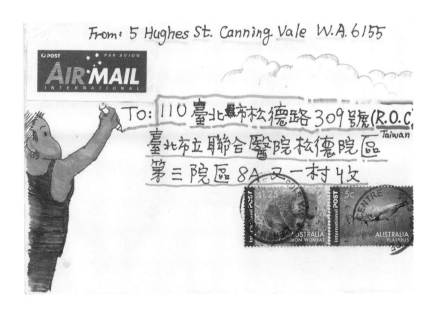

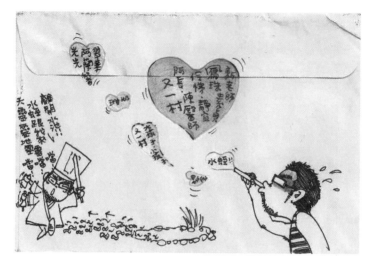

俊志老師稍來的明信片

護理長的學習筆記

那些俏然入侵的外來種，破壞生態平衡

　　永春陂生態濕地公園是台北市信義區的第一座都會型濕地公園，具有生態復育、環境教育、滯洪等功能，由原國防部閒置的土地經台北市政府工務局大地工程處改造，引進豹山溪及無名溪兩條溪流使生態池成型，濕地公園於 2020 年 3 月 12 日正式全面開幕。永春陂濕地公園面積 3.98 公頃，除兼具生態功能之多樣性水域及林澤棲地，成為四獸山（虎山、象山、獅山、豹山）的生態跳島外，更提供市民休閒遊憩。

　　2024 年 8 月 17 日傍晚 5 點，我和勝隆約至永春陂生態濕地公園碰面，拜託他帶我去看在豹山中的大冠鷲的舊巢，但見永春陂的生態池中滿滿的吳郭魚，人只要一靠近生態池邊，吳郭魚立即游出水面，張口等待遊客的餵食。勝隆去年曾參加永春陂濕地志工培訓，他說永春陂目前有很多外來入侵種魚類，如：吳郭魚、血鸚鵡、火口魚、花羅漢、錦鯉魚等等，撈捕困難，怎麼抓都抓不盡。目前比較有效的方法是，用釣竿釣。勝隆說 3 小時內志工共釣到 700 多隻大大小小的外來種魚，可見濕地公園正遭受到嚴重的強勢外來種入侵。這些外來入侵種都是民眾帶來的，特別是許多家裡不想養的魚類、烏龜、牛蛙等也都經常在公園裡被發現。此外，民眾的隨意餵食行為，也是造成生態池中外來魚種氾濫的原因之一。因此，荒野保護協會與台北市公園路燈工程管理處曾多次邀請當地里民以及 NGO 團體攜手移除外來入侵種。

　　原來生態池的維護工作主要都在移除外來入侵種，和我之前在松德院區維護生態池的困難是一致的。於是，我決定報名由公園處與荒野保護協會合作，以永春陂濕地公園生態保育為基礎的第三期志工隊培訓班。經過 33 個學分的上課與實習，2024 年 9 月 28 日，我得以加入志工行列，為永春陂濕地生態盡一份力！

吸毒成癮者從園藝工作
得到肯定與鼓勵

陳先生說他以前的朋友後來不是進入監獄就是醫院。他的家境富裕，從不參加工作訓練，每個月才區區幾千元的獎勵金，根本不在他眼裡。有一天，我邀請他參加自然體驗團體。他說他什麼都不會，我解釋只要會走走逛逛就行了，最重要的是，我需要一個幫忙看頭看尾的人，他很阿莎力地答應，從此開啟工作訓練的漫漫長路……

陳先生，因吸食安非他命而引發器質性精神病，35 歲，未婚，高職肄業，無業。16 歲時因不喜歡念書、父親忙於成衣生意、母親沉溺於打牌而開始翹課，接著被退學而在外遊蕩。家境富裕，漸學會抽菸、喝酒、嚼檳榔、賭博、出入聲色場所。後來認識一酒廊小姐，在外租屋同居，與女友一起吸食安非他命，刺激性慾，增強體力。

女友曾懷孕，因家人反對結婚，他要女友做人工流產，當兵後分手，未再連絡。自稱他以前的朋友都是酒肉朋友，不是幫大哥看場子，

就是抽菸、賭博、嚼檳榔、喝酒、吸安、吸大麻等。「我以前的朋友後來不是進入監獄就是醫院，吸毒是一條不歸路！」他很慎重地說。

進入衛生醫療系統，在綠色照護中重生

陳先生因吸食安非他命而出現幻聽、幻視、被害妄想等精神症狀，爾後多次進出精神科的成癮病房治療，精神症狀穩定後於 2005 年被轉介至成人日間留院迄今。他，總是騎著摩特車，嚼著檳榔，菸不離手，一副公子哥模樣，每個月有五萬的房租收入，精神復健對他來說，就是 7 點半到醫院，等著 8 點打卡、抽菸、打屁、騎車到處閒晃，從不參加工作訓練，每個月才幾千元的工作助理獎勵金，根本不在他眼裡……

有一天，抓住他打卡的當刻，以護理長的身分，我邀請他參加自然體驗團體。他猶豫地說他什麼都不會，我解釋自然體驗團體只要會走走逛逛就行了，最重要的是，我需要一個幫忙看頭看尾的人，他很阿莎力地答應！果然，在每次的自然體驗團體中，他總是幫忙叫喚學員、點名，走在隊伍的最後，等候跟不上的學員及指揮交通等。我發現他對自己非常沒有自信，沒認得幾個字，連名字都寫不好。因此，每當團體結束後，我會很具體地謝謝他對我的幫忙。

接著，我和動物輔助治療協會合作，開辦為期半年的動物輔助治療。很自然地，他就是我的班底，幫忙叫喚學員、點名、照顧治療犬等。漸漸地我更了解他的過去，曾養過大型犬，難怪，他選擇進入有大型犬的組別。

「狗是最忠實的朋友，而且絕不會看不起你！」他常常這麼說。他很享受動物輔助治療，在籌畫成果表演時，主動擔任該小組的導演，協助完成拍片計畫，深受治療師和學員們的肯定。

建立信任關係從陪伴開始

動物輔助治療結束後，我再邀請他擔任園藝工作助理，這是非常辛苦的工作。雖然每個月有 4000 元的獎勵金可領，但沒有學員願意應徵，因為要照顧生態花園及生態池，工作內容包括拔草、澆水、掃地及清理生態池，不但不能吹冷氣，還要下水池、曬太陽。

最初，他擔心體力無法勝任，但在鼓勵下願意嘗試。接著，他需學習辨識所謂的雜草。經過幾次摸索後，我們發現，每次只拔一種雜草，就能克服辨識的困難。

清理生態池是最艱難的，他說冬天很冷，而夏天很熱，連內褲都濕了！我們在他願意成為園藝工作助理的第三個月才下水，而且是在他確定生態池的水深只有 60 公分，不會淹死人之後，他才逐步學習穿青蛙裝、下水池、在池中走動、在池中清除雜草。這時期的他，偶爾也會抱怨頭暈、身體不適等，但在所有工作人員全力支持下，他終於學會清理生態池！

「到 5 月 8 日，我做園藝工作助理就滿一年了！這是我第一次賺錢，雖然只領 4000 元，但，不一樣！自己賺的，會比較珍惜！」他說。回顧他成為園藝工作助理的訓練過程中，我發現成功的關鍵在於先建

立信任關係；再示範工作的標準動作及程序；最重要的是，每天陪伴他一起做幾分鐘……

適時賦權，也要傾聽他們的聲音

兩年的工作助理期滿時，他決定要休息，非常堅定地表達要休息。我的內心卻很掙扎——賦權是把他看成一個獨立的個體和有能力做的人；若他退下來，不就前功盡棄？若他不想繼續往前，我逼他有用？我是為了自己的成就感還是為了病人？他才是自己的主人。最後我告訴自己，放下，傾聽病人的聲音。

休息三個月後，我邀請他再幫忙跑單——每天兩次傳送公文及醫療物品的工作。雖然每個月只有 500 元的獎勵金，但他欣然接受。他要的是一份輕鬆簡單的工作，一份可以和人說話的工作。

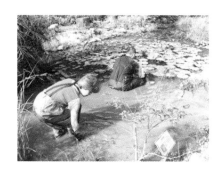

護理長的學習筆記

　　使用非法藥物而導致的精神病稱為器質性精神病，通常不是進精神病院就是進監獄。目前，透過影像醫學，可了解精神疾病的原因與腦部神經傳導物質失衡、腦部病變及體內化學平衡的改變有關，器質性精神病亦然，是一種可治療的病。

- 藥物濫用者的處遇原則

　　1. 除罪化：進入衛生醫療體系

　　2. 長期的陪伴：以夥伴關係取代權威關係

　　3. 結構化的活動設計

　　4. 賦權（empowerment）的應用：以個案的經驗為基礎，邀請、鼓勵、示範標準動作及程序、具體讚賞，逐步地往前走。當個案無法向前時，得後退幾步，或在原地打轉，待時機成熟，再往前行。伴行，是我在精神科所學到的重要的事。

我對生態導覽解說的反思

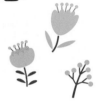

　　我認為成功的生態導覽解說，是要在「給」與「要」的過程中達到動態平衡。

　　基於實踐生態醫院的關係，造就我有許多生態導覽的解說經驗，參訪者包含病友、家屬、護理師、醫師、其他醫療專業人員、台北市政府的長官、社區居民及荒野保會協會受訓解說員。只要參訪者有動機，我會排除困難而進行生態導覽，即便只有一個人，我也會全力以赴。以我的生態導覽解說經驗，首先，須了解解說的對象是誰，參加目的為何，是自我成長、休閒娛樂、被迫參加或另有目的。

　　清楚解說對象後，接著要探勘。邊探勘邊設計活動，要以哪些動物或植物為主軸。最好有雨天備案，以防天氣改變。解說前，先說明導覽時間及路線後，再進行解說，放慢腳步，善用觸覺及嗅覺，並隨時注意參訪者的反應。準時結束很重要，以免妨礙參訪者後續的時間安排。

解說時動植物故事化，更能產生共鳴

關於解說的活動設計內容，我認為動物對參訪者最具吸引力，但動物可遇不可求。我就曾多次以領角鴞為主角，為當時的台北市市長、衛生局局長、各科室主任等長官，及同事、病友、家屬、實習護生、實習諮商師等做生態導覽，回應都很熱烈。解說植物則以「美」為吸引力，如欣賞桃花、綏草、台灣梭欏樹、酸藤、玉蘭花、紫藤等開花時的顏色、型態及味道，或者有果實出現的效果也很受歡迎。

累積多次解說經驗之後，我發現，若能將解說的動物或植物故事化，比較能與參訪者產生連結與共鳴。例如玉蘭花的故事就會讓參訪者忘不了玉蘭花，我分享曾購買一棵 100 公分高的玉蘭花幼苗，讓亞斯柏格症的滷肉飯負責照顧，每天看它、幫它拔草、為它澆水，以轉移他對愛慕者的嚴重騷擾。許多天以後，我聽到滷肉飯對著玉蘭花問：「我這麼愛妳，為什麼妳會怕我？」

透過五感體驗綠色照護，增進與生態療癒環境的連結

2012 年至 2018 年間，為了回饋荒野保護協會對我的培訓，讓我成為解說員，在荒野保會協會常務監事陳俊霖精神科醫師的統籌下，由我負責荒野解說員的綠色照護參訪，每年一次，每次約 30 至 35 人。

以 2012 年 5 月 26 日「荒野解說員綠色照護參訪」為例，我的活動設計目標有五項：運用五官體驗，特別是觸覺；認識松德院區的生

態療癒環境；了解公立醫院經費來源及營造策略；體驗探索的樂趣；增進對自己與生態療癒環境的了解及連結。訓練的策略是運用學習單、禁語及慢慢走的方式來完成。準備的器材則包括筆 30 支、紙 30 張、青蛙裝 5 套、手套 20 雙、斗笠 30 頂及 5 面大型解說牌。活動設計從醫院大門口至生態池約 350 公尺。我先說明並提供學習單後，開始禁語，進行參訪。以下透過參訪者忻宏安的回饋心得，更能了解如何從自然體驗來與生態環境做連結。

首先從大門口的台灣特有種台灣梭羅樹開始，用五感進行自然體驗。

在松德院區門口平台旁集合等待的同時，第一次近距離的接觸台灣梭櫚樹，滿地的翅果，讓我幻想著，有落果時一陣風起翅膀翻飛的壯觀景象。又看見樹下石崁邊的土壤有某種蜂鑽進鑽出的忙碌著，也煞是新鮮。似乎預告著收穫豐富大開眼界的一天。張碧鳳護理長是這次活動的解說員，精心設計了導覽路線、觀察與體驗活動，再加上活動單，很細緻的引導著我們進入了兼具知性與感性的又一村。

運用五官體驗，尤其是觸覺。因此，我設計請參訪者觸摸並比較「黃脈刺桐」、「大葉桉」及「紫薇」的樹幹有何不同，同時在學習單上詢問參訪者本身的特質比較像哪一種樹幹，理由為何，以增進參訪者與生態的連結。

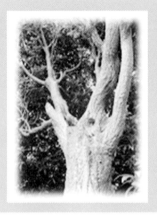

黃脈刺桐、大葉桉、紫薇的樹幹，我的特質像哪種樹呢？黃脈刺桐的樹幹粗糙中有光滑，堅硬中有彈性，有地衣附生其上。優雅又古樸，不太有界線，又沒那麼沒界線，依此看來，我的特質比較像是黃脈刺桐吧！哈！

沿途 5 面大型解說牌的內容特色是，我將心理衛生及生態知識融合，舉例「慢慢地」大型解說牌。「慢慢地」是一種處事的態度，也是學習放鬆，與焦慮和平共處的基礎，只要放緩腳步，您就可以──「聽」紫嘯鶇的聲音，「看」綠繡眼洗澡，「聞」樹蘭的花香，「摸」榕樹的氣根，漸漸地，自然就會養成「慢慢地」好習慣。

沿著車道的解說牌技巧地呈現了機構結合運用社會資源。而內容包括了醫學知識、能引發一些想法的文學佳句、還有如何快樂的做法，非常的實用。

行至三院區的水泥駁坎，請參訪者仔細觀察駁坎中的排水孔躲藏的動物；再抬頭找尋連結一、二院區的彩虹橋下的紫嘯鶇鳥巢及紫嘯鶇寶寶；到又一村後，分辨廣場上的「羅比親王海棗」雄雌株的不同，

它們為了生存會出現趨光性現象，再反問參訪者，自己可曾為了保護
生態而出現改變的行為，例如願意花費較多金錢購買友善農耕的作物。

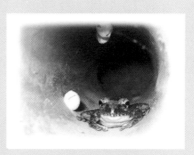

　　山壁駁坎排水孔有玄機？哇！
蛙欸！沒有這樣子觀察過褐樹蛙。
為了拍好這隻褐樹蛙，我喬了好幾
次角度，終於覺得滿意，但不一會
就覺得後悔，因為我用了三次閃光
燈，想想若有人在我眼前近距離猛按閃光燈，我一定翻臉。這蛙
兒不知道有沒有被強光嚇傻，「對不起了，蛙兒！」

　　也許是報應，拍完蛙兒，後退一步抬起頭時，後頸一陣輕微
刺痛，用手一摸，原來是一隻毛蟲落到後頸，回想那毛蟲模樣，
應該是喜愛吊掛著的閃光苔蛾幼蟲，將毛蟲撥落後，背上還是刺
痛，原來一堆毛刺還沾在衣服內、皮膚上，一直到快到生態池時
才請攝影大哥幫我清乾淨。這事提醒了我，野外觀察還是要多留
意四周狀況。被毛蟲懲罰背上刺痛還不夠，還因為芒刺在背，錯
過了觀察彩虹橋下的紫嘯鶇巢，也不知道怎麼分辨羅比親王海藻
的雌雄，唉！真是損失慘重。

抵達生態池與自然互動，享受自然的感動

　　抵達生態池後，請參訪者找尋週遭有哪些植物名稱及植物解說牌中，含有 12 生肖。找到後，解除禁語，穿青蛙裝、戴手套，下生態池玩水，並清除過多的台灣萍蓬草和睡蓮，也可以把清出來的水生植物帶回家。最後一站，參觀一院區 6 樓的屋頂花園，並分享我在公立醫院營造生態療癒環境的奮鬥史，結束這次的體驗參訪。

　　因為芒刺在背，讓我的步伐加快，很快的找到了生態池周遭植物解說牌中植物名含有 12 生肖的植物：鼠麴草、台灣牛皮消、爬牆虎、兔兒菜、龍柏、蛇莓、台灣馬兜玲、羊奶榕、猴不爬、白雞油、金毛狗蕨、山豬肉。

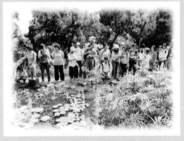

　　攝影大哥幫我清除了所有的苔蛾毛刺，踏著輕鬆又有些疲累的步伐看到美麗的生態池，耳畔是蛙鳴鳥叫，眼前是斑蝶與粉蝶飛舞、蜻蜓與豆娘巡行、滿池的睡蓮和台灣萍蓬草展花顏、還有許多的花草與水生植物，而池畔又不見一人，那一刻，大有這世界是我一人獨享的感覺，成為第一個來到生態池畔的人，是幸運的，領略

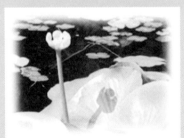

到了純自然的美。

獨享有獨享的福，眾樂樂有眾樂樂的趣味。沒多幾時，夥伴們的腳步聲近了，脫離禁語的限制後，笑聲、驚喜的歡呼聲、談話聲，雖然劃破了寧靜，卻讓我感受到人在自然中享受自然的感動與雀躍。因而看見了人與自然和諧相處的一幕，這也是幸福的。

穿上青蛙裝，清除著長得太繁盛的水生植物，進行看似破壞的行為，腦中小小的進行了認知重組，清楚知道所做的是為了讓生態池更健康，就像是在森林中疏伐的伐木工，就讓自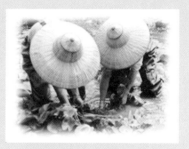己快樂的撩下去、用力的拔。我挑了台灣萍蓬草、睡蓮、青龍鳶尾及田字草滿滿一大袋帶回家，經歷了人與自然互動時的雙贏！

參觀了完善的空中菜園，松德院區的病患多了一個可以紓壓的空間，看到美麗的象山和豐收的各式蔬果，深深感受到院方設置的用心，以及利用與維護的辛苦。最後，碧凰護理長的簡報更讓整個參訪的知性與感動都加倍。

如今的成果是碧凰護理長的夢想與堅持才有的，那些甘苦，我們只是聽就覺得疼了，身在其中必定更是百味雜陳。這次參訪覺得自己在整個過程中是非常的享受，不管是眼所看、腦所知、心所感，都是滿滿的，好像自己是來被療癒的呢！

　　像這樣藉由參訪者的回饋，我會檢討自己的解說策略需要調整或補強的地方，適時轉換，嘗試找到最好的方式。有些人寫不全 12 生肖的植物，甚至搞不清楚 12 生肖是什麼，也沒關係，如果有興趣，他們會自己找答案；有人不習慣談自己的特質和樹幹有何連結；也有人不敢穿青蛙裝、下水池，就不要勉強，等待時機成熟，自然水到渠成；記不得植物的名稱更沒關係，只要認得它的樣子，久了自然就悉了，就像老朋友般，這稱為氣質辨識。

　　有人不習慣慢慢走的方式，習慣快速走完行程，才有成就感，其實，慢慢走才能發現有趣、好玩的事，若能讓參訪者感到有趣、好玩，就能引發他親近大自然的動機。最挑戰的是，對政治人物的導覽解說，因其醉翁之意不在酒，就得隨時察言觀色，見縫插針。

緊急出任務，解說松德院區的生態化與多樣性

　　某日我突接獲院長室電話，要我對台北市衛生局局長及衛生局各科室主管導覽象山。回想起第一次對衛生局局長及各科室主任導覽象山的挫敗經驗，雖然我經過多次探勘，設計豐富的活動，但行政長官們只顧著聊天的舉止，讓我很洩氣。

　　有了第一次的失敗經驗後，我會特別注意行政長官參加的動機。透過側面了解，原來是新到任的院長想要增設精神護理之家，希望我能在生態方面幫忙。承接任務後，我上象山探勘，發現象山步道沿途有菸蒂、廢棄鐵圍籬及濕滑問題。垃圾可即時清理，但濕滑問題則無

法避免。

　　解說當日下著大雨，且因連續幾天的暴雨，導致象山步道濕滑，原以為長官們不會走出會議室，我不用導覽，沒想到，竟然在那 40 分鐘內放晴，且臨時更改為參觀院區環境。因此，我先概要解說松德院區地理空間的特色：松德院區位於象山下。象山因外型似象頭而得名，標高 183 公尺，山雖不高卻是一座完整的小丘，具備了山脊陵線，廣闊的緩坡，多處垂直陡峭的岩壁和各式各樣的大小谷地，提供各種動植物棲息的環境，因而呈現豐富的植被生態及各種類的動物。最特別的是，常見大冠鷲在空中盤旋，領角鴞（貓頭鷹）棲息在某角落。這兩種位居食物鏈最上層的猛禽的現身，等於宣告松德院區環境的生態化及多樣性。接著，再以構樹鮮紅的果實及佈滿象山的酸藤的粉紅花海為經，輔以桃樹的桃子及彩虹橋下紫嘯鶇的巢穴為緯，40 分鐘內圓滿完成院長交付的任務。

　　我認為成功的生態導覽解說就像照護病人般，隨時要看看你所「給」的，是否是病人所「要」的，才能在「給」與「要」的過程中達到動態的平衡。

生態花園

化腐朽爲神奇

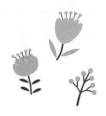

要給自己更多機會，不要畫地自限，特別是不要自命清高，以提昇和跨科室人員合作的能力，要讓生態池變成是松德院區的，不是妳張碧凰一個人的，方能永續發展。

2010 年 3 月 24 日，舉辦「紫藤花祭」之後，我特別邀請對我很重要的兩位教授到又一村生態花園賞花，感謝她們對我的指導。

蔣欣欣老師是陽明大學的教授，卻願意花半年的時間，每週三小時、免費地、個別指導我這個國北護的老學生，在我碩士畢業後，將論文資料用質性方式完成另一篇文章發表。蔣老師在紫藤花下撿拾花瓣、慢食、靜坐的身影，迄今仍縈繞在我心中……

而另一位對我很重要的教授則是我的指導教授戎瑾如，在我撰寫論文期間，以旁觀者的角度，屢屢震撼著我……「並不是每個人都妳一樣的熱愛大自然，尤其現代的美少女都避免曬到太陽，怕曬黑、怕長黑斑。因此，如何設計活動以引發參與者的興趣是非常重要的。」

「要給自己更多機會，不要畫地自限，特別是不要自命清高，以提昇和跨科室人員合作的能力，要讓生態池變成是松德院區的，不是妳張碧凰一個人的，方能永續發展。」

我的論文主要探討自然體驗活動對慢性精神分裂個案的影響，而戎教授的字字句句，都震撼也提醒了我，要以不同面向來看事情。

跨越難關化腐朽為神奇，搖身變成生態花園

最震撼的是，她對我選擇性地視而不見所提出的挑戰。

記得她第一次參觀生態池時，雖然被生態池的光影之美所吸引，卻對生態池週邊的破舊建築很有意見。「若生態池週遭環境很破舊，誰會想來呢？」戎老師問。

我無話可說。我只知道破舊建築物中藏著綠繡眼的鳥巢和四隻黃嘴綠繡眼寶寶，還有溫煦的青蛇⋯⋯

我的確沒有認真考慮過環境破舊的問題，想起熱愛園藝的父親在參觀過生態池後，也曾提出相同的建議。這樣重複地被提醒，代表一般人對生態環境的看法，也意味著，若要使生態環境得以發揮療癒功效，它得讓人們願意接近，因而激發我想要拆除舊建築的念頭。然而，在公立醫院拆除舊建築，還牽涉到山坡地的問題，非常麻煩。

幸運地，透過柯一青工務課長的積極協助，經過半年的公文往返後，市府終於同意拆除舊建築。接著，在陳喬琪前院長的引薦下，得

以和錫瑠環境綠化基金會合作，進行「生態花園景觀改善工程」，我把握機會，與基金會的執行者討論、規劃，綠美化生態池的周遭環境，使之成為生態花園。

2010 年春天，生態花園竣工，指導教授說我化腐朽為神奇！感謝幕後推手柯一青課長，在官僚體系中鼎力協助，方能成就生態花園！

護理長的學習筆記

書寫感恩日記，因為專注於正面的人、事、物，會出現骨牌效應，讓自己感到幸福，相對地減輕焦慮及憂鬱，提升生活品質。我在寫這本書的同時，除了原先感謝的人之外，發現更多曾經幫助過我的恩人，心中充滿著幸福感。

感恩日記書寫原則如下：將每件事視為「禮物」，而不是理所當然；盡量試著每天挖掘不一樣的新鮮事；感恩的事可以很簡單，也可以很重大；重點不在於一次寫一堆事，而是要寫得深入、具體。

蘇予昕諮商心理師曾建議，感恩日記要包含：感謝時刻、失落時刻、英雄時刻，記錄誰是你的英雄、你的英雄時刻（你是誰的英雄）等。

關於三院區

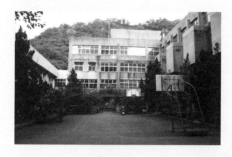

三院區由原來的台北市立煙毒勒戒所整修而成，雖然建築老舊，沒有中央空調設施，下雨的時候還會滴水，但是，陽光明媚、空氣清新、鳥語花香，是松德院區的世外桃源，也是本院生態化的發源地。

2010 年我們在錫瑠環境綠化基金會的贊助下，將三院區漏水嚴重的 C 棟建築拆除，改為生態花園，栽種台灣原生種植物，如杜英、光臘樹及印度紫檀等；原本填滿建築廢棄土的園地，因著我們的廚餘及蚯蚓堆肥而改變土質，目前土質鬆軟，且有蚯蚓常駐，而 2010 年錫瑠環境綠化基金會所栽種的杜英、光臘樹及印度紫檀幼株也都存活下來……

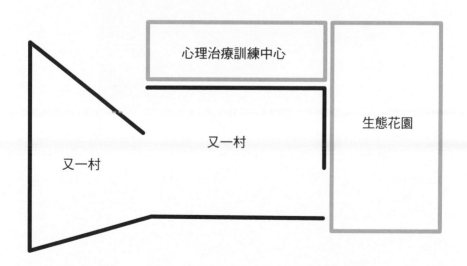

心理治療訓練中心

又一村

生態花園

又一村

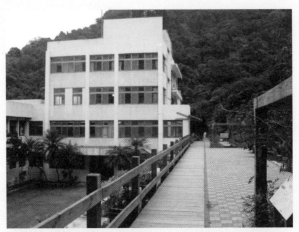

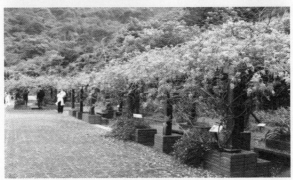

生態花園

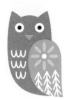

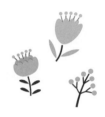

園藝治療

打造屋頂花園的生命力

我種的花都開得很漂亮，自己看了心情愉快，別人看了也舒服；我種的菜也很漂亮，我都會分享給同事，很有成就感，有時還煮好再拿來醫院請同事，做花園志工雖然辛苦，但比較不會胡思亂想，而且流汗對身體很好，感謝醫院讓我賺錢把孩子養大，我要回饋醫院！

在我 45 年的護理生涯中，我一直認為工友是非常重要的，職位雖小，卻能讓我以她為師，就像玉花⋯⋯

玉花，72 歲，台北市立聯合醫院松德院區退休工友。退休前兩年曾罹患淋巴癌，開過刀，做過化療後，復原狀況良好。

克服罹癌的不適，化身為屋頂花園的護花使者

她在退休後，再回松德院區當志工，而且是選擇在七樓的屋頂花園當志工，每週三天，夏天很熱，冬天很冷，選這種會曬到太陽的勞動工作，很多志工都不願意做，她卻甘之如飴，因而開啟我對她的好奇。

　　「因為我種的花都開得很漂亮，自己看了心情愉快，別人看了也舒服；不只是花喲，我種的菜也很漂亮，我都會分享給同事，很有成就感，有時還煮好再拿來醫院請同事。是很辛苦，但比較不會胡思亂想，而且流汗對身體很好。現在病已經好了，繼續回來當志工，感謝醫院讓我賺錢把孩子養大，我要回饋醫院！」玉花解釋。

　　「聽說您晚上還去上國小補校，是什麼力量讓您在罹癌、退休後仍有動力學習？」我更好奇。

　　「生病時，會胡思亂想，當時有人就建議我玩電腦遊戲。但是，我連注音符號都忘記了。其實我有念過書，而且成績還很前面，只是當時我家的環境不好，我爸又重男輕女，就沒有再升學。後來當工友，一直做到退休。沒想到會生病，當時護理師趙梅光還到我家教我電腦呢！」玉花坦然面對罹癌後的胡思亂想。

　　「晚上上課不辛苦？」我再問。

　　「很好玩耶！我們老師還教我們造句，上台比賽。我早就畢業了，但老師邀我繼續去上課，所以我又多上了好幾年，好玩！」玉花的眼睛亮起來。

　　原來玉花在面對罹癌、退休的處境，以樂觀思維看待一切，貢獻所長回饋醫院，值得我學習。

　　「妳知道嗎，7 樓的屋頂花園如果沒有妳的照顧，就沒有今天的豐富，許多人都很喜歡！特別是午餐時間，長廊上座無虛席，實習護

生們都來這裡吃。我一定要告訴妳，有天早上 9 點 20 分左右，我在 7 樓的長廊遇見一位 20 年未碰面的榮總主治醫師，她受邀到松德院區來演講。因為提早到，特地上 7 樓的屋頂花園等待。她說，她還記得屋頂花園很漂亮，她很喜歡，而且還坐在落地窗邊的長椅上，感受美麗的花與植物的生命力，很療癒，還拍了兩張照片哩！」我告訴玉花。

此刻，玉花的笑容就像盛開的九重葛般，綻放著美麗光采。

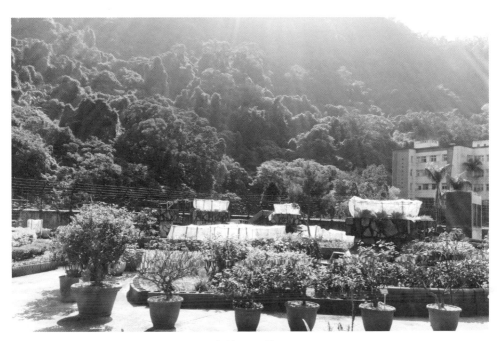

七樓屋頂花園

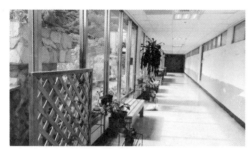

七樓屋頂花園的長廊

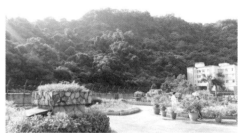

七樓屋頂花園

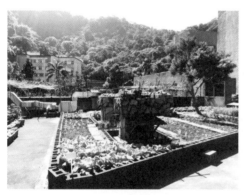

七樓屋頂花園

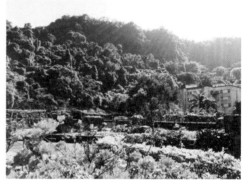

七樓屋頂花園

護理長的學習筆記

　　工友的職位雖小，卻能影響許多事，最嚴重的是 2003 年和平院區的 SARS 感染事件，就是從清潔人員開始的。

　　我從玉花身上看見，她很清楚自己罹癌後易胡思亂想的負面情緒，用當花園志工的方式，轉移注意力，專注於種花、種菜，創造成就感，融解不舒服的胡思亂想。最重要的是，她感恩醫院讓她把孩子撫養長大，抱著回饋的心情當志工，間接提升了許多人的幸福感，如實習護生、來演講的榮總主治醫師等，受益最大的是我，豐盈的屋頂花園是我在當時決定延後退休的考量因素之一。

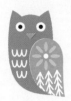

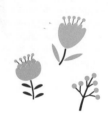

動物輔助治療

藉由治療犬遊戲活動，
學習自我照顧

　　廖〇月因童年曾經被狗咬過，一看到大型犬靠近就會閃躲，分組時她選擇加入小型犬的組別。動物輔助治療的課程設計是，先讓她牽著狗繞場一週，和大家打招呼。漸漸地她可以和狗玩，丟飛盤給狗撿。接著，鼓勵她把狗飼料放到盤子中餵食，再進階將狗飼料放在她手掌中餵食，最後教她把遺留在手掌中的狗口水擦在狗身上，順利完成觸摸狗的動作，克服怕狗的恐懼。

　　在參加台灣動物輔助治療專業發展協會（簡稱治療犬協會）所舉辦的工作坊之後，我決定克服行政上的種種困難，和治療犬協會合作，於成人日間留院舉辦動物輔助治療，自 2011 年 3 月 21 日至 2011 年 9 月 19 日，連續 24 週，每週一次，每次 90 分鐘。共有 20 位病人主動報名，皆為慢性思覺失調症。男性 10 人，女性 10 人；平均年齡為 47.1 歲；教育程度以高中職最多，共計 15 人；未婚者 16 人，離婚及鰥寡 4 人；發病年數最長者達 37 年，最短者 8 年，平均發病年數為 23.07 年。

與治療犬協會合作，以遊戲形式進行動物輔助治療

治療犬協會團隊由國北護的葉明理副教授及空中大學的張歆祐副教授帶領，以遊戲治療形式進行，我為協同治療者。我們的目標：一為藉由治療犬的外型及表演，誘發個案的人際行為動機；再者，藉由訓練與照顧犬隻，學習執行照顧任務，增進個案自我照顧能力。

活動設計重點在強調小組成員間的合作、正向互動與回饋，連續24週，分為四階段，階段一：先認識狗朋友會什麼把戲，如：祈禱、跳高、撿球、撒嬌、後退等；同時為了能與治療犬溝通，開始學習基本訓犬能力，如：坐下、等、來的指令動作。階段二：一起和狗朋友玩，如套圈圈、撿球、個案合作拉繩讓狗狗跳高、個案合作排一列讓狗狗過山洞，並持續學習基本訓犬能力。階段三：一起學習照顧狗朋友，如餵食、刷毛、打扮、大小便後的處理、帶狗狗散步等，持續學習基本訓犬能力。階段四：小組成果發表規劃及演出，個案們討論主題、選出導演、分配角色。

活動演練以小組方式，分成四組於成人日間留院的四個獨立空間進行，治療犬協會提供大型犬 PIZZA、哈雷，及小型犬 COOKI、咚咚，各 2 隻，病人依據自己的過去經驗、喜好及意願自由選擇組別，每小組人數以不超過 7 人為原則。治療犬在活動中由飼主引領，配合兩位副教授的活動設計，與個案進行互動。此外，每一次團體均安排一位個案輪值值日生，在飼主協助下，負責照顧治療犬。

進行程序：先由四組的值日生帶著治療犬在大團體中繞場一週，

和每個個案打招呼、提供觸摸每一組的治療犬的機會，再由兩位副教授輪流講解主題 10 分鐘，接著，四小組分開演練 30 分鐘後，再回大團體，由兩位副教授輪流主持分享 30 分鐘，最後所有工作人員討論檢討 20 分鐘。

在連續半年的治療活動中，第四階段是小組成果發表規劃及演出，由參加的 20 位個案在工作人員協助下，討論成果展的主題，各小組成員選出導演、編劇等角色，互相提醒、幫忙，順利完成成果展 30 分鐘的短片拍攝。

動物輔助治療帶來療癒效果

參與動物輔助治療的多位個案，在這 24 週期間逐漸產生改變，有個案表示，和治療犬說話時，幻聽自然就消失了；多數病友的口語表達及臉部表情增加，常常分享自己的感受，如「我們的 PIZZA 很調皮！」、「咚咚不好意思啦！」、「哈雷禱告時好虔誠！」動物治療帶來的療癒，透過下列個案們可看到不同的進步，甚至有 5 位願意參加最困難的復健訓練「工作訓練團體」。

• 透過與治療犬的撫摸與擁抱，重拾信任與幸福

» 陳○仙，75 歲的寡婦，每天由兒子接送至日間留院。因腰痛而行動緩慢，大都在陽光室看電視、打盹，少與病友互動。參加動物輔助治療後，喜歡摸大型狗、和狗玩，身體活動量增加，與人互

動增加，神采奕奕。活動第 4 次時，四個飼主都收到個案送的一顆糖果，意味著飼主像個管師般得到個案的信任。

» 李〇玲，離婚的 47 歲女性，曾留學美國，任職於美國的電腦公司，一直都沉溺於幻聽的世界中，幻聽內容都是對親密關係的渴望，如再婚、擁有孩子等，少與人互動。參加治療犬團體後，人際互動明顯增加，主動觸摸、擁抱小型治療犬，眼睛發亮，淡漠的臉上常露出幸福的笑容。

» 李〇瑩，未婚的 48 歲女性，曾留學美國，家境富裕，渴望有孩子，常常抱著治療犬咚咚，對著咚咚說：「你是我的寶貝！」她進入成人日間留院已十年，平常除了發呆之外，還是發呆。她在參與治療犬成果展後發現：「原來自己還有一點點能力！」開始幫年邁的父母親買報紙及早餐，並願意開啟接受工作助理的訓練。

● 透過治療犬相處，發現了自己的可能性

» 陳〇偉，33 歲，未婚，高職肄業。在日間留院雖已多年，但復健訓練對他而言，始終了無生趣。他在個管師的勸導下，參加動物輔助治療團體。剛開始兩周，他以頭昏、身體虛弱為理由而缺席。接著，他又抱怨眼睛痛，想請假，我認定是藉口，未准假，但他還是缺席。隔週，方知他的頭部長帶狀疱疹，眼睛痛是真的，且有失明之虞，讓我感到慚愧、心疼。再過兩周後，他痊癒歸隊，我當眾向他致歉，他欣然接受！爾後，他可規律出席，並認真參與，例如當治療犬哈雷趴在椅子表演「禱告」後，他會說：「我以後禱告，也

要和哈雷一樣虔誠！也要學哈雷等說完阿門後，才可以吃東西！」參與治療犬成果展後，他開始參加文書及美食便當的工作訓練，他說：「希望自己能復健成功，早日從日間留院出院，永遠都不要再踏入松德院區，不過，這一切都得靠自己的努力。」

» 葉○翠，因離婚而不被前夫允許接近自己的孩子，每週三中午都會偷偷到學校探望孩子。動物輔助治療期間，她每一次都搶著要抱治療犬，把治療犬當成她的孩子般照顧，並要求道：「可以一直當值日生？不要換值日生，我很會照顧狗狗！」參與治療犬成果展後，發現自己的主動、勤勞、有耐心，激發她想要賺錢給孩子買禮物的動機，開始參加販賣美食便當的工作訓練團體。

» 廖○月，28 歲未婚女性，因童年曾經被狗咬過，一看到大型犬靠近就會閃躲，分組時自行選擇加入小型犬的組別，小組成員看到她怕狗，大家支持她，不會勉強她做任何她不敢做的事。工作人員初步設計，先讓她牽著狗繞場一週，和大家打招呼。漸漸地她可以和狗玩，丟飛盤給狗撿。接著，鼓勵她餵食，剛開始是把狗飼料放到盤子中餵食，再進階將狗飼料放在她手掌中餵食，最後則教她把遺留在手掌中的狗口水擦在狗身上，順利完成摸狗的動作，克服怕狗的恐懼，贏得大家的掌聲！成果展時，她扮演妹妹的角色，可以抱狗，主述：「我很勇敢，不怕咚咚，以後不怕狗了！」小組再度為她鼓掌並說：「阿月很棒！」

» 林○琴，65 歲的家庭主婦，參加治療犬團體之前有許多的身體抱怨，無精打采，上課時常常打瞌睡。參加治療犬團體時，發現她

很會照顧狗，也很會招呼病友，因而被選為該組的小組長，帶著組員們準備成果展，後來成為組員口中的阿琴姐，很難想像原本組員們雖然同在日間留院多年，卻連彼此的名字都不知道。之後，她也開啟接受工作團體的訓練。

» 吳○永，52 歲的未婚男性，說話音量小，凡事必問，容易焦慮。參加治療犬團體後，因熱心準備成果展而被推選為該小組的導演，說話音量逐漸提升，並提出治療犬失蹤的高潮劇情，深獲組員們肯定，自己也感到很有成就感。在那之後，他晚上會打電話和 5 至 6 位病友聊天，用 line 互傳訊息，假日相邀出遊，利用身心障礙手冊，看免費電影或參觀藝文活動等，開啟看電視之外的休閒活動，同時開始參加工作團體的訓練。

透過治療犬進行動物治療，促成個案改變的三大原因

動物輔助治療如何促成個案改變？我認為主要有三個原因：治療犬的魅力、學習觸摸及支持性團體技巧的應用，分述如下：

• 治療犬的魅力

並不是每一隻狗狗都能當治療犬，治療犬的基本條件是狗狗本身須具有不害羞、友善、情緒穩定及慢慢來的特質。此外，所有治療犬均需接受至少 18 週的行為訓練，並取得治療犬協會之認證合格，且在「安全」及「衛生」等項目上符合要求，方能出勤。尤其是治療犬在出勤的前一天都會洗澡。而治療犬的魅力為何？除了可愛的外型、柔

軟的皮毛、溫馴、友善外，最重要的是，治療犬並不在意慢性精神病患的外表、氣味、談吐與診斷，牠們對病患的接納是無條件、寬宏的，沒有防衛的。

• 學習觸摸

　　我們發現很多個案不會抱狗狗，不知道怎麼抱，都是太用力，推測與慢性思覺失調症患者長期生病、80％未婚及20％的離婚、鰥寡，缺乏觸摸經驗有關。因此，我們透過活動設計創造觸摸治療犬的機會，讓個案學習表達親密感，例如每一次活動的開始，都由值日生帶著治療犬繞場一圈，和每位個案打招呼；學習照顧治療犬的吃、喝水、梳毛、穿衣、打扮、遊戲；小組成果展的籌備及演練等等，都在提供觸摸治療犬的機會，以增進個案的笑容、人際互動、身體活動量、成就感及幸福感。為期半年的動物輔助治療歷程中，除了廖○月因為童年曾被狗咬過而在活動初期不敢觸摸外，所有參與的個案都喜歡觸摸治療犬，滿足個案對親密關係的渴望。

• 支持性團體技巧的應用

　　對怕狗的廖○月而言，在團體成員的同理、鼓勵下，她克服恐懼而嘗試摸狗、抱狗，誠如學者所強調的，團體是否能營造支持性的氣氛是成員轉化害怕的關鍵；而對缺乏復健動機的陳○偉而言，阿長我的主動、當眾道歉而萌生出他對我的信任、連結的契機，進而規律出席參與活動；在準備小組成果展過程中，工作人員的同理、鼓勵及協

助，促成個案間的討論、合作，各司其職，因而有導演、編劇、阿嬤、大姐、妹妹等角色的出現，並創造出服務的機會，造就了個案的凝聚力與成就感，引發自我效能感。

藉由動物重新建立和自己、他人與世界的親密關係

坦白說，在公立醫院進行長達半年的動物輔助治療有些辛苦，雖然事先已和長官溝通過，且在簽呈得到允許之後才開始，但到第三週，突接獲長官關切，希望治療犬在進入院區後得戴上嘴套，以防咬傷個案或工作人員；這樣的要求被治療犬協會團隊視為對治療犬的嚴重侮辱而拒絕配合，造成我個人極大的壓力。因此，我每一次都親自到大門口迎接治療犬進入院區，以確保個案或工作人員的安全無虞。而這些辛苦與壓力，每每在我迎接治療犬的當刻，也就釋懷了！

我曾經很直接地問治療犬協會的葉明理副教授兩個問題，一是為狗狗穿衣、打扮，是否違反動物本能，滿足人類照顧的需求，取悅人類？二是治療犬要服務個案，牠們喜歡、快樂嗎？

她的回應很由衷：「我們並未規定治療犬要穿衣服。穿衣打扮是禮貌、是進行治療活動的媒材話題，例如陳○鑾幫狗狗打扮後，大家一看就知道是她的傑作，很花啊！人可以被勉強，但動物就很難被勉強。在治療情境中，若有治療犬不喜歡的事物，或牠有情緒或疲累的時候，狗狗也會有不服從的情況，牠們才不會犧牲自己去「取悅」人類呢！而治療犬服務個案，是因為喜歡跟著牠們的人類媽媽，一起去

人類媽媽喜歡去的地方，跟人類媽媽的朋友做朋友！」

　　我喜歡這樣的答案。因此，若有人問，什麼是動物輔助治療？我的答案是，透過動物重新與自己、他人和世界建立親密關係！

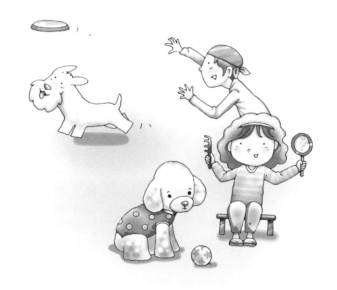

護理長的學習筆記

　　動物輔助治療俗稱為寵物治療，泛指所有以動物為媒介，在兼顧動物與人雙向福祉的理念下，將合乎條件的動物適當地納入人類健康照護或教育情境，以達到醫療、護理、復健、教育、諮商、情緒緩解及提升生活品質等目的的介入方式。目前動物輔助治療已被廣為運用於各種治療環境：學校、監獄、醫院、護理之家及出院病患照顧活動等，並以支持性團體型式進行。

　　歸納動物輔助治療的療癒機轉有五：（一）投射作用：個案將自己的意向投射在治療犬身上；（二）替代作用：個案將治療犬當成人際互動間的替代；（三）社交作用：治療犬可製造人際互動機會，促進其社交行為及能力；（四）活化人們的內在小孩：由於治療犬對飼主的反應，不論外型、權力、職位，皆能真誠付出，與治療犬互動能得到善意的回應，並能活化每個人心中的「內在小孩」，讓人再次經驗孩子純真的生活；（五）觸摸作用：實證研究顯示觸摸治療犬時，大腦會分泌催產素，俗稱「愛的激素」，可對抗孤單、害怕，增進與同伴間的關係。

　　20 位參加動物輔助治療的個案中，最後有 5 位願意接受工作訓練的挑戰，邁向經濟獨立的方向，這是非常不容易的。在精神復健領域中，我們都從個案的自我生活照顧開始，再依據個別狀況，鼓勵個案參與各種團體，困難度由小而大，依序為：自治性團體，活動性團體，討論性團體，工作性團體。而所謂的工作性團體指在保護性的環境下，由工作人員輔導訓練病患參加真實的工作，面對種種情境及問題，以習得一技之長。例如工作助理、美食便當、守衛訓練、文書訓練、洗車團體、電腦打字班及「有何不可」咖啡屋。這是一種庇護性就業，透過工作人員協助輔導就業，且在機構的保護下就業。

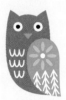

領角鴞的正念練習

領角鴞的魅力

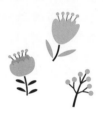

　　我和總務室同仁合作一項電器採購案，因為聯合醫院採最低標的政策所致，雖歷經千辛萬苦，仍無法完成採購任務，造成彼此間的怨懟，而這樣的緊張關係卻在領角鴞的現身中消弭。

　　入夜後寧靜的三院區，總是從遠處傳來領角鴞「whoo⋯⋯whoo⋯⋯」的鳴叫聲。

　　領角鴞就是俗稱的貓頭鷹。台灣的貓頭鷹有領角鴞、黃角角鴞、鵂鶹、褐林鴞、黃魚鴞、灰林鴞等等。領角鴞身長約 25 公分，全身呈灰褐色，雜有黑色斑紋，有明顯的角羽，但角羽與聽力功能無關，主要是偽裝作用。領角鴞的臉盤成淡灰褐色，眉斑灰白色，眼睛紅膜紅褐色，頸部肌肉靈活，左右轉動可達 270 度，因而有 360 度的全方位視野，且擁有發達的聽覺與視覺。

　　領角鴞常出現於都市內的軍事用地、學校及公園，屬於夜行性猛禽，晝伏夜出，白天停棲於樹葉繁密的樹叢內休息，入夜後才出來活動。活動於樹林邊緣，不易發現，因此，十多年來我始終只聞其聲，

未見其身影。也因此，當已調職多年的同事勝隆，在 2013 年的 8 月 8 日，不用上班的星期六下午 1 點 30 分 call 我，說他在醫院找到領角鴞時，我立刻從家裡驅車趕往醫院，開啟我持續六年的追蹤觀察。長期觀察領角鴞的結果，領角鴞開啟了人與人之間的連結，也讓我們彼此更緊密。

領角鴞活化每個人心中的內在小孩

　　2013 年 8 月 8 日中午，在院區內垃圾資源回收場對面一棵浦桃樹的茂密葉叢中，發現一隻領角鴞幼鳥，我們拍照，並將照片用電子郵件、臉書及 line 傳給我認為會有興趣的同仁及朋友。在寄發領角鴞照片的同時，我計誘同仁們來看領角鴞——「想看貓頭鷹嗎！？請跟我來！」是我的邀請用語。「真的！？白天怎麼看得到貓頭鷹？」同仁們都不相信。

　　在進行觀察的同時，若剛好有人路過，我也會邀請他們加入；對於酷愛貓頭鷹的范，我也特地通知她來看，本以為是老鳥友的她，在告知明確的地點後，應該可以自己找到，沒想到她也找不到，

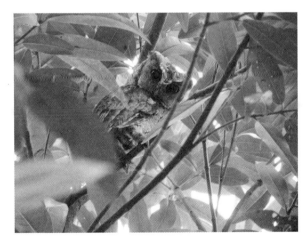

領角鴞幼鳥

可見領角鴞隱身術之高明，那麼，就再陪一次！一次又一次，我陪著不同的人看領角鴞，其中包含工務課課長柯一青，直到四天後牠離開。而同仁的回饋也陸續出現。

醫務長：「領角鴞的照片很漂亮，可以借分享給更多人嗎？」

郭主任：「Dear阿長，的確很可愛！」接著，以「松德院區的貓頭鷹」轉寄給醫院的主任們，還註明「應該不是吃了藥才如此可愛！」洪督導：「郭主任，感謝分享！松德院區真是萬物聚集！」

退休多年的黃前秘書也回應說：「大家在臉書上看到『領角鴞』的照片，貼文說是『貓頭鷹』，到底是『領角鴞』或是『貓頭鷹』？」

鄒督導說，現在全院都在傳領角鴞的照片；有位阿長說，這隻領角鴞應該還沒老，因為牠的眼睛黑白分明！又有人說，領角鴞失眠了，天亮亮的，眼睛還張得大大的，肯定是失眠了！大家在臉書上熱烈的討論著……

像這樣，領角鴞活化每個人心中的「內在小孩」，讓人再次體驗如孩子般純真的喜悅與幸福。

深化人與人之間的連結，消弭緊張關係

聯合醫院總院的採購人員在電子郵件中收到領角鴞照片後，除了道謝之外，還贈送我一副她自製的貓頭鷹鑰匙圈，原來她是生態攝影高手。

從 2013 年初到年中，我們合作一項電器採購案，因為聯合醫院採最低標的政策所致，雖歷經千辛萬苦，仍無法完成採購任務，造成彼此間的怨懟，而這樣的緊張關係卻在領角鴞的現身中消弭。爾後，在我們的合作下，終於完成電器採購案！

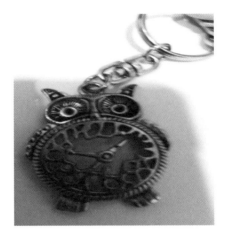

貓頭鷹鑰匙圈

2013 年 11 月 8 日，在領角鴞幼鳥離開後的三個月，就在距離醫院兩分鐘腳程的虎林公園內，我們再度發現領角鴞成鳥，藏身於一棵被錦屏藤覆蓋的稜果榕中，多數時間是一對，有時候只有一隻。這回，我決定帶領更多人來看，包括院長、主任及工友們，全院約有三分之二的同仁見過牠們，我還邀請貓頭鷹專家曾翌碩老師舉辦公開演講，增進同仁對領角鴞的知識。由於領角鴞的緣故，深化了我與加護病房的護理師、營養科主任及荒野保護協會志工的關係。

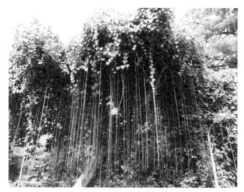

領角鴞的長駐點

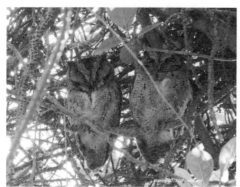

領角鴞

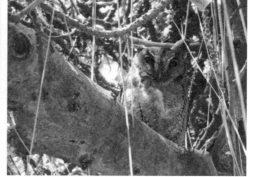

獨守空閨的領角鴞

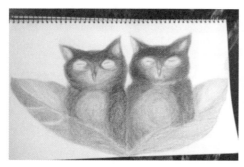

荒野保護協會志工畫領角鴞

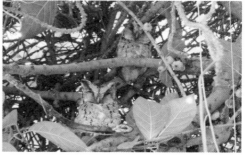

吵架中的領角鴞

找領角鴞

　　一位來松德實習的諮商師得知領角鴞長期停駐在松德院區的消息，花了好幾天的時間，終於在稜果榕的葉叢中找到 2 隻領角鴞。那期間我們都以為領角鴞度假去了。實習諮商師非常興奮地寫 e-mail 告訴我，領角鴞夫妻停駐在同一棵樹上的不同位置，就在原來停留位置的對面，一上一下，而不是相互依偎。原來領角鴞夫妻也會吵架、分房睡！

化身松德院區院鳥，凝聚松德人的向心力

　　經過我兩年持續觀察領角鴞並導覽的結果，領角鴞成為松德院區的院鳥，話題不斷，獨領風騷，例如：成為松德院區兩座屋頂花園的 logo；成為松德院區舉辦研討會海報的主角；更是成人日間留院工作訓練團體，「有何不可咖啡屋」（註：設於院內的咖啡屋，模擬工作的情境來訓練病人，並供應咖啡及簡餐）的 logo。

　　我和工務課長柯一青的友誼，也是從我帶他看領角鴞幼鳥的萌樣開始。爾後，在實踐生態醫院的艱難旅途中，他積極協助拆除第三院區的老舊建築，以便建構生態花園，繼而促成兩座屋頂花園的完成。後來他雖然調離松德院區至總院服務，仍常常伸出援手，為營造生態醫院的永續發展而努力。

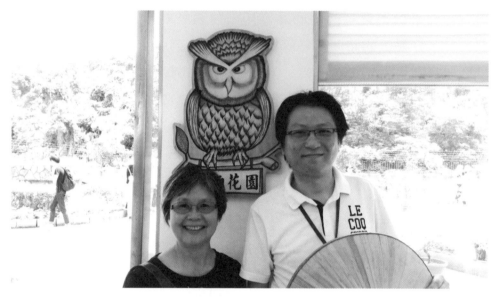

2016 年領角鴞開啟我和柯－青工務課長的友誼

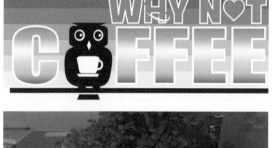

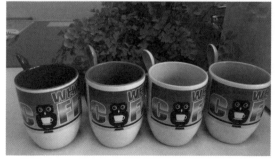

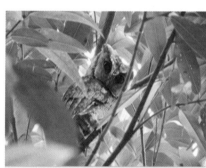

領角鴞成為「有何不可」工作訓練團體的 logo

領角鴞成為研討會的主人

保護領角鴞的友善行動，延伸物種關懷

2015 年除夕前一天，接獲同仁電話，叫我要趕快下去救領角鴞，因里長正帶著一群人在鋸領角鴞停駐的那棵榕樹。我趕到公園時，榕樹已被修剪，領角鴞已不在！我在樹下徘徊許久，後來聽住戶說，因為那棵樹的葉子長得太茂密，擋到路燈的光線，故做修剪。過完年後，我天天去等待，盼了 38 天，領角鴞終於回到那棵稜果榕的葉叢中。我決定去拜訪里長，請求不要再修剪那棵稜果榕，以免領角鴞認為環境不安全而離開。里長說，他也陸續接到里民相同的反應，為了留住貓頭鷹，他答應以後不再修剪那棵稜果榕。

又有一天，有人在院區的彩虹橋下發現一隻死掉的領角鴞寶寶。我心裡很難過，貓頭鷹專家曾翌碩老師說，領角鴞夫妻不會築巢，只會利用樹洞孵蛋、育雛。曾老師建議我們可以做兩件事：一乃收集相關的數據，製作松德院區領角鴞停棲分佈圖，深化對領角鴞的了解。松德院區領角鴞停棲分佈圖意味著松德院區的生態資源豐富，是一所友善醫院，連野生動物貓頭鷹都選擇長期停棲於此。二則是在彩虹橋下提供 3 個人工鳥巢箱，延伸對於領角鴞的物種關懷，工務課長答應幫忙製作鳥巢箱。

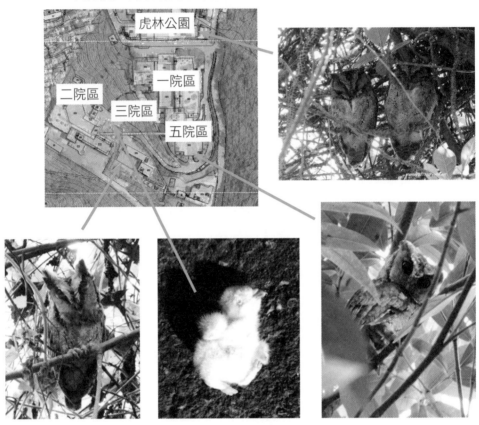

松德院區領角鴞停棲分佈圖

虎林公園

一院區

二院區

三院區

五院區

領角鴞的告別式，生命教育的反思

　　2017 年 2 月 15 日早上 11 點，總務室的同仁 call 我說：「領角鴞死了，要通報你嗎？」「當然要！」我是管領角鴞的護理長。我飛奔至停車場的車道上，院長司機對著我說，兩週前，就看到有一隻領角鴞在車道上舉步維艱，飛不起來。我將死去的領角鴞帶回又一村，決

定為領角鴞舉辦喪禮。

　　孩子們為了埋葬領角鴞，願意延後吃午餐的時間，這不是一件容易的事。我們一群人走到五院區前方的大草坪前，先讓大家近距離與領角鴞道別。一個孩子伸手觸摸領角鴞：「你看起來像睡著般。」有人說：「你長得很像貓耶！」又有人問：「你真的會吞老鼠？！你看起來很小耶！」還有人感嘆：「每一次都希望可以近距離地看你，沒想到卻是死別……」

　　接著，我們挖了一個約三十公分深的洞，將領角鴞埋葬。然後，我們圍成大圈圈，一一與領角鴞告別。

　　「入土為安。」

　　「一路好走。」

　　「希望你下輩子投胎做人。」

　　「再也看不到你了。」

　　「我常常在晚上聽到你的叫聲……」主治醫師說。

　　「謝謝您帶給我們美好的回憶……」舞蹈治療師說。

　　「謝謝您三年多來的陪伴與守護……」我心中有滿滿的感激。

　　死了一隻領角鴞之後，我寫信給貓頭鷹專家曾翌碩老師，我曾請他到松德院區來演講。他安慰我說，領角鴞的壽命大約就在 4～6 年，這隻算是壽終正寢，大家勿掛心，這是生態循環的一部份，生生不息，他相信很快就會有新的成員出現，填補它的位置，請我們再留意觀察！

領角鴞家族成員的可愛，再再擄獲人心

領角鴞喪禮過後，我天天去探望，都只有一隻領角鴞。2017 年 3 月 25 日早上 8 點，我為荒野的志工夥伴導覽探勘時看到 1 隻，11 點帶導覽時赫然發現有 2 隻領角鴞，新成員現身，夥伴們欣喜若狂。

2017 年 7 月 16 日星期日 12 點半，時任台北市長柯文哲預計要來視察松德院區。那天我雖然放假，但我跑到醫院，等待機會想要帶柯 P 看領角鴞。其實，從 7 月 1 日開始，我每天去看領角鴞，對牠們夫妻說：「柯 P 要來喲，你們一定要在家，拜託了！」牠們對我眨眨眼。「領角鴞怎會躲在這裡！？這沒人帶，怎會知道在這裡！？」那天，柯 P 真的見到了領角鴞夫妻。

2017 年 9 月 21 日出現第三隻領角鴞。有人說是小朋友，也有人說是第三者，只是無法確定是小王？或者是小三？我再寫信問曾翌碩老師，方知那是今年誕生的小寶寶，跟爸爸和媽媽一起出來亮相！

2019 年 3 月 12 日中午，我們發現領角鴞停棲在生態池邊的龍柏樹上。我想辦法帶 60 個病人及 3 個同事去看，然後打電話給醫務長，通知他領角鴞的最新消息。接近下班時，遇到一位主治醫師神色匆忙說要去看貓頭鷹，卻不知怎麼走，因為醫務長在主管群族中 PO 出一張很漂亮的照片，

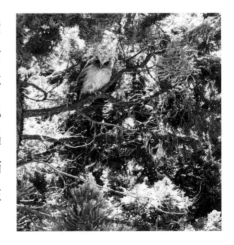

我告訴他捷徑。當天晚上在同仁的臉書上出現領角鴞照片，來自醫務長的用力宣傳。

隨著護理長的職務異動，我於 2019 年 11 月調離又一村及成人日間留院，必須和領角鴞道別，結束長達六年的觀察，巧合的是，領角鴞也找到新的停棲點……

透過與領角鴞的相處，我有所領悟。「心存善念，保持平常心，萬事自有安排！」我對自己說。

護理長的學習筆記

我發現藉由觀察領角鴞，可以練習正念。依據喬・卡巴金（Jon kabat-Zinn）表示，正念是刻意專注於當下的一種覺察，暫時收起判斷心，帶著好奇與接納，一刻接著一刻。六年長期觀察領角鴞的過程中，全院的工作人員及病人，有三分之二的人在我的引導下，曾與領角鴞相會。領角鴞不僅活化每個人心中的內在小孩、深化人與人間的連結、凝聚松德人的向心力，還為青少年日間留院的學員們展現一個具療癒力的喪禮，謝謝領角鴞。

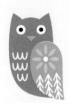

冒險治療

60歲歐巴桑的英雄之旅

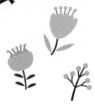

　　我的英雄之旅，既不是濟世救人，也不是豐功偉業，而是能看見自己的焦慮與害怕，突破50年的舊習性；能看見自己對願景的堅持，願意承擔打臉長官的後續效應；能看見每個人站在自己的位置上，會有不同的思維與方式，進而與自己的憤怒與委屈和解，重獲自由。

想望已久的冒險治療，召喚我付諸行動

　　近三年來渴望參加「杜威約榮格花東單車遊」的活動。曾聽過荒野保護協會夥伴分享參加經驗：白天騎車，晚上上課，隨隊老師很有吸引力，但因為我很焦慮，擔心自己變成別人的負擔，一直未能成行。

　　「杜威約榮格花東單車遊」乃結合杜威的體驗教育及容格的心理衛生，專為心理衛生助人專業及戶外領導專業之人員所設計的冒險治療。6月6日參加2017「共享自然‧珍愛世界～約瑟夫‧柯內爾工作坊」時，碰到娟姐老師，她鼓勵我參加。

「可是，我很焦慮，我都這麼老了，擔心給領隊添麻煩！」我說。

「你有比我老嗎？我都可以了！」她回答。

「可是，我有骨質疏鬆！」我再說。

「我也有！三年前手腕還骨折！所以才要運動！」她再回答。

「可是，我的膝蓋不太好！」我又解釋。

「我的膝蓋也不好！」她說。

「可是，我曬太陽就容易頭痛」我很努力擠出理由。

「這個我倒不會！」她很誠實。

後來我才知道她的眼睛也有問題。對話後第二天，我決定參加，娟姐老師答應我，若有任何疑問，都可以問她。她是隨隊老師之一。聽說隨隊老師都是志工。娟姐老師看起來很開心，因為她的老，招募到我這個老護理長。

雖然決定要參加，心裡還是很擔心給別人添麻煩，不敢跟先生說，先生勢必反對。

6 月 18 日出席在師大的行前說明會。找不到地點，穿山甲（陳俊霖醫師的自然名，荒野保護協會的夥伴會幫自己取自然名，任何有關自然界的名字都可以，只要能代表你的外表、特性、甚至個人喜好都行，如微風、海洋、山鹿、鹿角、含羞草、山豬、東北虎等）即時出現在我眼前，我跟著他，悄聲問，若我報名參加，身為主辦人之一的他，會不會覺得很麻煩？他很認真地看著我說：「你有比娟姐老嗎？」穿山甲是我很信任的人。幾次參加荒野保護協會的溯溪活動，從一層樓高的溪石

跳水，高大的穿山甲都守在溪尾，負責撿起跳水後被沖到下游的學員，後來我才明白他本身不會游泳，但仍盡力維護學員的安全。

行前說明會主要由謝智謀老師負責。謝老師是我的偶像，十年前聽過他的一場演講，喜歡他的樸實與承擔，雖然他的心臟裝支架，但還是常常帶著學生上山下海進行冒險治療。謝老師強調「杜威約榮格花東單車遊」是專門為心理衛生工作人員舉辦的冒險治療，一般民眾不能參加，老師和學員的比例是 1 比 3，相當於中輟生的高規格待遇。我心想若不把握機會，這輩子恐怕不會參加，畢竟我已 60 歲！

謝老師特別交代，要會騎 Youbike、轉檔及剎車。我是會騎單車，但我已經很久沒有騎了，我不確定我到底還會不會騎、轉檔及剎車。會後私下問謝老師，他建議我去試騎 Youbike，不愧是體驗教育！

說明會結束後，走出會場，一位年輕朋友，邀我一起報名，他說兩人同行可以減免 700 元，我想了一下後點頭。點頭的意思——必須繳報名費 15800 元。隔天，請先生幫忙到郵局劃撥報名費，用這樣的方式讓先生知道我要參加五天的花東單車遊。我想，萬一有什麼事兒讓我不能成行，15800 元就當作公益捐款！

行前準備與訓練，是自我突破的開始

報名後開始購買運動涼鞋、排汗衣、運動內衣及車褲等，再請兒子幫忙買防曬油，藉機讓兒子知道我報名參加花東單車遊。他非常驚訝我這個 60 歲的歐巴桑，竟敢報名這種挑戰性的行程。在攝氏 37 度

甚至 38 度的天氣，要到花東騎車，而且每天要騎 60 公里！我告訴兒子，我正在進行自我體能訓練，花東單車遊是由心理衛生工作人員主辦，也有隨行的保母車，許多歐巴桑也會參加，讓他放心。兒子隨即叮嚀我得補充鈉，不能猛灌水，預防因為鈉離子太少而抽筋；再教我調整單車最省力的車墊高度——坐上車墊時大腿伸直的高度；還送我防曬傷用的蘆薈凝膠。

此外，我還自訂行前訓練，包含每天運動 1 小時及練習騎 Youbike。有次騎 Youbike 繞到中央研究院，邊騎邊做腹式呼吸，嘗試在騎車中調整呼吸。還有一次清晨，沿著忠孝東路騎到龍山寺。我非常開心，想起 15 歲時騎腳踏車於縣道公路時，曾被卡車司機飆罵：「找死喲！」而今，我竟然可以穿越車水馬龍的台北車站，抵達龍山寺，對我這個在台北市生活 45 年，從不敢在台北市騎單車的歐巴桑而言，是一種自我突破！

焦慮且勇敢，克服行前的擔憂

出發前二天，新聞播報有一鐵人選手騎單車摔倒後，導致下肢癱瘓，引發我的行前焦慮；接著，又發現活動中的車款不是我慣騎的熟女車型，是捷安特出產的後跨車型，而我的身高只有 152 公分，且自認為腿短，不利於後跨；換言之，我不會上下車。我立刻寫 e-mail 給主辦單位的行政人員欣怡請求協助。欣怡企圖說服我，會騎車已有基本能力，叫我不用太緊張，但無法解除我的焦慮。我知道我必須實際

練習，方能消除焦慮，但已迫在眉睫。因此，我再寫一封 e-mail，期望欣怡在統一租借的車款之外，能多一項熟女車型。

很快就收到欣怡的回信：「我和老師討論過您的狀況，同時也考量團隊運作，關於您對於上下車方式的害怕，或許其中更多的是，來自您並不知道該如何正確地上下車，我們能協助的是，在現場指導您，以及透過團隊來支持您、安頓您。也許您會感到失望，我們無法如您所願的提供您想要的協助，我也不覺得一封信就能完全消除您的焦慮，然而，我仍真心誠意的希望您能焦慮地勇敢著，勇敢地前來，經驗這場冒險。分享齊克果的名言——冒險會導致焦慮，放棄冒險卻註定會失去自己；而一切冒險的最高意義，在於促使自己達成更高的自我覺醒。」因著欣怡的回覆，我不得不再往前推進，除非我選擇放棄，但放棄一向不是我張碧鳳的作風。

之後，我到捷安特腳踏車專賣店看看車型，本想試騎，但老闆對我這個歐巴桑不太友善，遂不敢貿然提出要求，但他告訴我，這種車型的上下車必須從後跨。踏出店門口瞬間，曙光乍現——用 Youbike 練習後跨上下車，不也是一種策略！？馬上到南港公園騎 Youbike，練習後跨上下車，練習了幾次，我會了！欣怡說得沒錯，會騎車就已具備基本能力，只是 50 年來養成的習慣，有時仍會忘記，因此，我必須再多練習。隔天清晨，也就是出發前一天，6 點到南港公園練習後再去上班，希望和未來的腳踏車夥伴能順利連結，享受駕馭感及速度感。

單車遊的啟程，開啟不同視野

2017 年 7 月 27 日，懷著興奮地心情，和穿山甲等人搭乘普悠瑪號到玉里火車站，途中和娟姐老師提到我有一問題待諮商，她說回程若有時間再深談。吃完午餐後領車、試車，從玉里騎到池上大地飯店，約 27 公里。試車時發現，若馬鞍袋放重物就會影響平衡，特別是後跨上下車時，有學員教我平均分配兩側馬鞍袋重物，即可維持平衡。

正午，天氣雖炎熱，但騎上車後，一看到花東魁梧的大山、藍藍的天、白白的雲、映著藍天白雲的水田，也就不覺得熱了。團體騎車非常有趣，領騎的助教示範隨情境而發聲，或做出手勢，以便通知追隨者，團隊就會出現口令或整齊的姿態，帥極了！約莫三個小時後，我們抵達池上大地飯店。接著上「風險管理」，教我們從裝備、人員、單車操作及環境方面評估風險。老師教我們煞車時要前後輪一起，用點煞，一放一鬆，避開碎石、樹葉及水坑，對我很有幫忙。

晚上是謝智謀老師分享他的生命故事。謝老師原本是個衝動、注意力短缺的孩子，歷經被退學、幫派砍殺、保護管束到成為一個教授。近年來他雖罹患嚴重的心臟疾病，仍持續帶領高風險青少年進行冒險治療，並在尼泊爾、泰北等地設立學校。他所投身的冒險治療就像高山上的涓涓細流，隨著時間的累積，水流愈來愈強，變成大河……。而他面對死亡的態度是「帶病生活，把握當下」，更叫我佩服。

團隊的支持與安頓，共同面對困境

第二天等待早餐的時刻，我在飯店門口前，練習用後跨方式上下車。當時在門口聊天的欣怡及隨隊助教們見狀，教我用跨騎的方式。剛開始，我非常害怕。40 年前母親騎腳踏車意外受傷，外陰部腫得像米龜般，導致我被迫中斷學業，照顧她的畫面不時浮現。我很擔心自己給別人添麻煩，總是小心翼翼。不知什麼時候開始，謝智謀老師也出現在現場看我練車。一助教在不遠處守候著。因為緊張的緣故，我的身子歪斜，根本上不了車，差點摔車。後來另一助教教我跨坐在前桿上，看著前方，放鬆，穩住身子，再將右踏板升到 45 度（我慣用右腳），然後，用力一踩。霎時，掌聲響起！我想起欣怡的回信中曾說將在現場透過團隊來支持我。

原來這就是榮格所謂的共時性（Synchronicity），指「有意義的巧合」，用於解釋因果律無法解釋的現象，如夢境成真，想到某人，某人便出現等。共時性是一種內在的需求找到了外在的對應關係，並且改變了事物的過程。那一刻，我對團隊由衷升起濃濃的敬意。

當天行程是從池上繞富東公路到東河，約 52 公里。這是一段相當艱難的旅程，沿途不但坡度陡峭，且有好幾個路段正在修路。我有三次因為爬不上陡坡而用牽的，特別是騎在我前面的人如果是用牽的，就會影響我。有一段陡下坡全都是碎石，我跟在隨隊助教後面，放緩速度，專注以對，把握剎車要訣，也就騎下來了。接著，後面的隊友也跟著騎下來。事後分享才知道，助教原本計畫那一段要大家用牽的

比較安全，誰知我一馬當先騎下來，全隊安全著地。

我的體力經過 40 天的行前訓練後，其實是不錯的，每當騎不動時，就想起在家裡踩室內腳踏車最後 10 分鐘的撞牆期，慢慢騎，調整自己的呼吸也就過了。「面對困境，慢慢來，調息！」我不時提醒自己。

因為上下車還不太熟練的緣故，我會盡量減少上下車的頻率，因而常無法隨心所欲地停車，有時還會超越領騎，違反暫停的指令；也有些時候，為了享受速度感，把團體規範拋在風中。後來有機會和領騎社工師 H 分享，她說因為我是阿長，她不敢阻止我，叫我錯愕。這提醒我，在團體中需要自我克制，不要造成別人的困擾。隨後她解釋，那是她自己的生命議題。身為社工師的她，因為經驗過阿長的權威壓迫，迄今仍無法突破。這樣的談話，讓我們的關係再往前一步。接著，她又說，原先不知道該怎麼稱呼我，因我是學員中年紀最大的，直到我在團體中說出希望大家叫我碧凰後，她才釋然。

旅程中的沉澱，發現生命中冒險種子萌芽開花

第三天碰到颱風來襲，謝老師在前一晚就宣布不騎車，用車子載我們到北回歸線千禧山莊，進行主題工作坊。我無意間聽到謝老師在做決定時的掙扎歷程，驚訝他雖然已是專家，但要做出停騎的決定，仍是考慮再三，且事後還在反省是否做出最適合的因應，可見風險評估的艱難，也教我對做決策者的尊重。

我選擇參加林老師帶領的生命中的單車——冒險治療中的隱喻、

敘說和故事。老師用她自己的生命故事做為開場，身為輔導諮商的教授，卻在自己的兒子經歷被退學的危機時，使不上力。她參加騎單車冒險，企圖在未知的情境中，發現生命的其他可能性，目睹她騎不動、焦慮、摔車，在冒險治療中，治療者和個案一樣，騎不動就是騎不動，管你是誰，治療者和個案一樣得面對問題。每一個上坡都是一個呼應，緩緩向前也就過了。我自己「生命中的單車」又是什麼？暫且放下。

隨著團體的進展，我發現自己生命中存在著許多的冒險種子，有些種子已萌芽、開花：諸如勇闖院長室，促成 7 樓屋頂花園的建構；冒險對醫務長建言，遂更改精神護理之家的地點，減輕職能治療科的反彈；開創音樂創作團體，錄製全國第一張由精神個案集體創作的 CD，為精神復健歷程留下紀錄；對應權威，完成生態池的建構……

再次想起過逝多年的母親，若不是她常常出意外的現身教導，我怎學會風險評估？

做自己的專家，展現團隊凝聚力

第四天的活動設計為「抽離隨隊老師及助教」，從北回歸線北上到鹽寮、和南寺，經過四座幽暗的隧道，約 61 公里。

颱風過後，風雨一陣陣。行前，三位 LOD（leader of day，目的在讓每個學員有機會練習當一天的領導，每小組由三位學員擔任領騎、中控、尾騎任務）集合大家，相互提醒在風雨中行騎，必須放緩速度，避免騎在漆線上以防滑倒。中控的 G 溫和且清楚的交代，要我騎在前

面，但不能超過領騎。因此，我努力自我克制，為自己、他者，也為團體。尾騎的 S 騎在最後，每當我爬坡太晚換檔而落後時，他會停下來陪我，讓我安心。領騎的 T 和中控的 G 控制速度，以便可以看到尾騎，而尾騎的 S 也看得到領騎。在抽離隨隊老師及助教的活動設計中，我很享受團隊的合作與凝聚力。

北上的台 11 線公路，左邊是海岸山脈，右邊是太平洋，我們在浪濤聲中緩緩前進，我清楚地感受到豆大雨點打在身上的清涼，恰恰好的涼感。在台 11 線騎車非常舒暢，特別是下坡時，遼闊的視野，稀疏的車輛，清新的空氣，我與單車融為一體，全神貫注，遺忘了時間，深刻地感到充實又毫不費力，舒暢且自由。

這天行程爬坡最多，坡度較陡，我卻沒有特別感覺，慢慢騎，配合呼吸調整，也就過了。但 M 因為月經來，大量出血而體力不支，只得慢慢騎，但壓力還是很大，因已拖累團隊進度。中午休息時，她問我該怎麼辦？我認為生命安全最重要，特別是在風雨中爬坡，很需要體力，我建議她用頭暈作為風險評估指標。團隊中許多人仍鼓勵她慢慢騎，有人會陪她，但她仍覺得壓力很大，且拖累團隊進度，由此可見擔心自己變成別人的負擔是普遍性的焦慮。於是，M 做了決定，上保母車至下坡路段再歸隊。我認為每個人都是自己的專家，才會了解自己的真正需求，依據自己的身心狀態，才能做出當下最適當的選擇。

透過對話，再次點燃生命火焰

最後半天的活動設計為「個人獨立騎乘及自我對話」，從鹽寮到七星潭，再回到花蓮火車站，約 24 公里。我顯然未達目標。本以為沿著台 11 線公路就可以抵達，哪知完全不是這回事，隊友們依據 google 地圖前進，我這個有老花眼的歐巴桑，沒辦法邊騎邊看手機找路。因此，我決定緊跟著一位隊友，忽視不能講話的規定，拜託她讓我一路緊跟。

沿途卡車很多，加上許多地方正在修路，非常危險，我無法進行自我對話，只想安全抵達七星潭。到七星潭時，寫信給一年後的自己，我也是交差了事。再騎至花蓮火車站，還車，聚餐，為五天的冒險活動畫下休止符。

回程的火車上，娟姐老師出現在我的身邊，她在騎完單車、開完隨隊老師的檢討會後，沒有忘記出發前我的求援，在我生命之光將滅的時候，幫我再次點燃，生出火焰，鼓勵我轉身面對生命中的「單車」——長官希望我在年底退休，並於院務會議上公開宣布我即將退休，且已安排好接班人。事實上，我雖曾口頭表達過想要退休，但尚未正式遞出退休報告。我都是從工友、護理師及別科室同仁口中知道我要退休……

依照法規，我符合退休資格。但是，我還有一件很重要的任務，正在進行中——為 35 棵台灣梭羅樹發聲！娟姐老師釐清我的問題後，提醒我，若我延後退休，是打臉長官，得接受後續效應。

面對生命中的「單車」，再走一趟冒險旅程

花東單車遊之後，我思索著齊克果的名言——冒險會導致焦慮，放棄冒險卻註定會失去自己；而一切冒險的最高意義，在於促使自己達成更高的自我覺醒。

於是，我決定再走一趟冒險旅程！鼓足勇氣，轉身面對生命中的單車，我堅定地告訴長官，我要延後退休。

往後的日子，誠如娟姐老師所提醒的，我得承接打臉長官的後續效應。常常，我有苦說不出，只能從身體找到宣洩出口。於是，牙痛、血尿、肩頸部肌肉發炎、胃炎、喉嚨炎等症狀接踵而來，從我的夢境可見一斑——我想洗澡，卻找不到可以洗澡的地方；好不容易找到了，要脫衣服時，發現身上纏繞著電線，解不開鈕扣，求救無門；接著，發現洗澡的地方沒有門可以關，很多人在等著看我出糗；但我還是決定要洗，水一開，竟發現地上鋪著榻榻米……

即便是啞巴吃黃連，但為了 35 棵台灣梭羅樹，我仍決定轉身面對，再緩緩向前——就像騎單車爬陡坡般，調息，慢慢地，不放棄，向前行。誠如《牧羊少年奇幻之旅》所寫的：當你真心想做一件事時，全世界都會幫你；一旦你採取行動，會發生某些事情來相助，有時並不是以很明顯的方式，有時也不是馬上發生，是以你永遠想不到的方式發生。發生奇妙的巧合，在對的時機出現對的人！

終於，在 2018 年 1 月 4 日完成松德療癒森林的建構，為 35 棵台灣梭羅樹發聲……

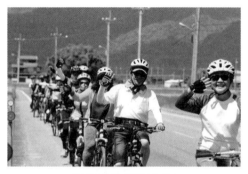
歐巴桑的單車之旅

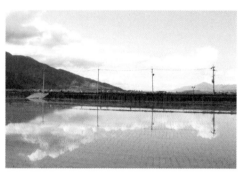
映著藍天白雲的水田

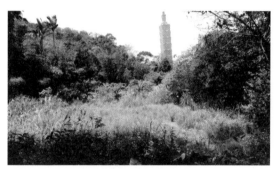
松德療癒森林營造前

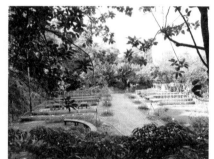
松德療癒森林營造後

護理長的學習筆記

　　冒險治療是以冒險活動來進行治療，面對挑戰，以產生個人的認知、情感及行動之改變。我所體驗的冒險治療有三要素：

　　一、有充分的準備：在體力和耐力方面，我做了 45 天的行前訓練。

二、 接受挑戰，跳脫個人的舒適圈：在出發前三天，我才發現我不會上下車，引發我嚴重的行前焦慮，再加上過去母親騎車摔傷造成我學業中斷的負面經驗影響，再再挑戰著我的認知、情感及行動。最終克服困難，我學會後跨方式上下單車；同時，在團隊的教導及支持下，我也學會跨騎的方式。在四夜五天的冒險歷程中，我暫時將苦惱擱置，藉由專注騎單車，讓大腦停止思考，暫時脫離苦惱的不舒服情緒。待專注騎車一段時間後，大腦自然分泌令人愉悅的腦內啡，融解原本苦惱的不舒服情緒。

三、 反思，將冒險行為賦予意義：冒險治療之後，我謹記娟姐老師的提醒，若我延後退休，是打臉長官，得接受後續效應，我終於有勇氣轉身面對自己生命中的轉折，成就松德療癒森林。退休兩年後，我再次面對打臉長官後的後續效應，終於了悟，每個人都想做對、做好，但各自站在自己的位置上，就會有不同的思維與方式，心中的憤怒與委屈也就釋懷了！

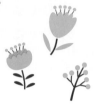

松德療癒森林

來自台灣梭羅樹的恩典

松德療癒森林之建構，乃實踐 OPEN GREEN 的精神，打開精神病院疆界，邀請松友里里民加入耕種行列，而原來只有歐巴桑參加的友善農耕，逐漸歐吉桑們也加入，後來連孫子們也出現幫忙澆水，這一切均來自台灣梭羅樹的恩典。

參加「杜威約榮格花東單車遊」冒險治療後，我決定再走一趟冒險旅程——為 35 棵台灣梭羅樹發聲。

許多年以前，我碰見一群來醫院參觀的人，既不為看病，也不為探病，而是為醫院大門口的台灣梭羅樹而來。台灣梭羅樹（Reevesia formosana Sprague），台灣特有種，分布於台灣中低海拔地區。具耐旱、耐陽、耐強風之特性，因低海拔地區急遽開墾而數量銳減，目前台北的松德院區是少數能看到台灣梭羅樹，且生長良好的地點。其樹冠很大，姿態挺拔，層次分明，是相當稀有的遮蔭及觀景樹；花期於春季清明節前後，樹冠上掛滿一球球純白的繖房花序，像是無數的煙火與彩球，散發陣陣清香，引來無數蜂蝶，是優質的蜜源植物。

「給台灣梭羅樹一個家」，拉近與里民的距離

松德院區的台灣梭羅樹原有四棵，植於 1989 年第二棟醫療大樓落成啟用時。2005 年我帶領病人進行自然體驗，意外發現離台灣梭羅樹 10 公尺的一角落，長出一棵約 150 公分的台灣梭羅樹的次生株，讓我欣喜若狂，試想，一棵台灣梭羅樹每年可生出幾萬顆種子，卻因為棲地被破壞而數量稀少，2017 維管束植物紅皮書將其列為瀕危等級為近危（Near Threatened, NT）的種類，而今逕自長出一棵台灣梭羅樹，怎不令人驚喜！2016 年，台灣梭羅樹次生株已長至一層樓高，但其腹地狹小，錫瑠基金會提議和本院合作，申請 OPEN GREEN 空間媒合計畫——「給台灣梭欏樹一個家」專案，爭取補助經費 50 萬元，以期改善台灣梭羅樹次生株腹地。

「給台灣梭羅樹一個家」專案始於 2016 年 11 月 12 日，首先舉辦院區生態導覽活動，由我導覽生態醫院的營造，有 73 位社區里民參加；接著，重整醫院大門口台灣梭羅樹區域，拓展台灣梭羅樹次生株腹地，並製作大型解說牌，和 50 位社區里民一起進行本院大門口蒲葵區及迎賓牌告示區種植信義區區花的活動；最後，在 2017 年 2 月 23 日舉辦台灣梭羅樹大型解說牌揭牌儀式、園藝與健康講座，同時結合失智症闖關篩檢活動，共有 83 位里民參加。

參與導覽的里民回饋：「想不到精神病院竟然這麼美！不但有台灣特有種植物，還有生態池、生態花園及兩座屋頂花園。你們的病人好福氣！」鬆動一般人對精神醫院的恐懼與神秘感。當時的行政中心

主任黃儀標曾問我，是否願意當 open green 計畫案的窗口？當窗口意味著，除了原來的護理長工作之外，還需額外負擔跑公文的壓力，與錫瑠基金會的協商，同時舉辦對里民的活動，這類工作以往都由工務課或職能治療科負責。我因倡導生態醫院多年，在以生態醫院為核心價值的考量下，願意持續為實踐生態醫院而努力。緣此，在護理科主任及督導的支持協助下，跨科室協調總務課、工務課、職能治療科及醫科等，共同舉辦具趣味性的失智症闖關篩檢活動，讓里民對本院有更多的認識，鬆動里民對精神醫院的刻板印象，也為接下來的新專案播下合作的種子。

建構療癒森林，打開精神病院疆界

專案活動後，因為與預估有所出入，剩下 35 棵台灣梭羅樹幼苗無處安置。為了安頓 35 棵台灣梭羅樹，我找到五院區後面有一塊 300 坪的空地適合栽種，再邀請相關人員探勘，為 35 棵台灣梭羅樹發聲，終於獲得長官及錫瑠基金會首肯，並在前信義區區長游竹萍的整合下，舉行松德療癒森林研商會議，結合台灣園藝福祉推廣協會、信義社大、台北市三犁社區發展協會、都發局、產發局、大地工程處及信義區公所等七所機構，爭取 2017 年都發局的 open green 改造計畫 55 萬，產發局 20 萬，錫瑠基金會補助 10 萬，聯合醫院出資整地費用 20 萬，共集資 105 萬，建構松德療癒森林。

松德療癒森林主要由錫瑠基金會設計，以台灣梭欏樹為主體，發

展森林生態系構造，搭配耐陰灌木、開花植物、蕨類及敷地植物建構森林療癒場域，配置水電，以利澆灌之用，並設有感官體驗區、冥想沉思建構。錫瑠基金會的原設計圖要設立一個生態池，我數次表達本院已有生態池，且在缺乏山泉水的狀態下，要維護生態池很困難，希望改為感官刺激區，但不為錫瑠基金會接受，逼得我在 OPEN GREEN 的專家審查會中再度發聲，終於將生態池改為感官刺激區。這讓我深切體會要為自己的困難發聲，只有當事者才會了解真正需求。

更令我膽戰心驚的是，建構松德療癒森林之初，本院認定那塊 300 坪的空地是山坡地，需申請簡易水土保持才合法，但錫瑠基金會卻認為，這麼單純的案子，哪還要申請水保計畫？要申請也得加快腳步，因最後期限為 2017 年 11 月 30 日，而當時進度嚴重落後，恐怕申請不到補助金額。2017 年 11 月 10 日錫瑠基金會聘請的整地廠商原請來挖土機要挖植穴，卻被本院工務課要求暫停，因水保尚未通過，不能動工。眼見在場的挖土機及 6 位工人，我，一個小小的護理長，除了彎腰道歉外，還能做什麼？隔天，信義區區長游竹萍出面，商請大地工程處探勘，鑑定是否需要申請水保計畫。再隔天，大地工程處回覆不需要申請簡易水土保持，才順利復工，松德療癒森林的建構方能於限期內完成。這讓我看見公、私立機構間各有不同的任務及考量，若缺乏共同的核心價值理念，就很難合作，也看見區長游竹萍為信義區生態所作的機構協調及承擔的勇氣。

終於，在 2018 年 1 月 4 日完成松德療癒森林之建構，實踐 OPEN GREEN 的精神──打開精神病院疆界，邀請松友里里民加入耕種行

列，成立種菜班，改善本院長久以來和里民的疏離關係，並訂定「台北市立聯合醫院松德療癒森林公約」，且選出班長一位，賦權予門禁管理及環境維護，本院則負責供應水電及修繕。

完成松德療癒森林硬體建構之後，我們開始軟體經營。首先，連結信義社大，免費教導里民友善農耕。每週三小時的課程，前半段課室教學安排於第三院區進行，由我提供單槍及電腦設備，後半段則至松德療癒森林實作；並將參加友善農耕的 20 位年長里民組成 line 群組，互相分享經驗且可及時請教老師。接著，協助里民向台北市政府社會局申請 2018、2019 年社區照顧關懷據點加值方案，補助活動材料費各20 萬，購買器具、土壤、介質及肥料。同時，藉由辦理成果展，提升種菜班凝聚力，我邀請醫務長免費演講：如何預防失智症、選擇離開的方式及如何面對人生的苦痛，企圖將安寧療癒的理念帶給這群退休的社區里民。

以生態醫院為核心，透過拍攝展現友善農耕的療癒力

2018 年 12 月初，院長室轉來客家電視台記者想要拍攝園藝治療的電話。經了解，記者想要拍到園藝治療的療效，而長官想要免費的宣傳，又擔心無法掌控拍攝情境。因此，我先說服記者不要只拍表象，並提供相關文章，且邀請他們到醫院，由我為他們進行院區生態導覽。接著再說明，因為病人隱私權的關係，院方不會同意拍攝病人團體，建議改為拍攝療癒森林的里民。我的建議被記者接受。於是，我先擬

定拍攝大綱，展現松德院區成為生態醫院的條件；同時，記者寫拍攝腳本，我們合作完成拍攝計畫。我依據拍攝計畫上簽呈，但過程極不順利，我多次穿梭於主任辦公室與院長室之間，曾有幾度想放棄，但總有一個聲音在提醒我——為生態醫院而努力。

近兩個月的奔走，2019 年 2 月 12 日終於成功，院長室同意我們的拍攝計畫。我們的準備如下：先鼓勵里民接受採訪，里民原先有些害羞，後來有 10 位熱烈回應，像小孩子般頑皮，甚至有點人來瘋！再請大家將收成延至拍攝當日，以便導演可掌握拍攝當日可拍到的收成物。特別是導演希望當天實際製作廚餘及落葉堆肥，作為大家共同合力的主題。廚餘及落葉堆肥是信義社大老師教過的，當場製作沒問題，有三個人志願先準備廚餘及落葉。最後，我捐出 1000 元，請班長買茶點，於拍攝當日利用場地的休息區，呈現農事之餘小憩的風光。拍攝當天，客家電視台出動了四位記者、攝影機和空拍機，我也利用自己一天的休假協助拍攝，透過導演的拍攝劇本和我們的配合行動，更能了解友善農耕的療癒力。

我們花費一天的時間拍攝，最後剪接成十分鐘的影片《靚靚綠世界》。長官、記者及里民都很滿意，一位朋友說若以自費估價，出動四位記者、攝影機和空拍機等，至少要 30 萬；換言之，我們賺到 30 萬。里民都是第一次上電視，雖然都是已退休的老人，卻仍雀躍不已。

反思兩個月來的籌備拍攝過程，我發現克服困境的關鍵在於「以生態醫院為核心價值的思維」。這樣的發現其實和照護病人的情境相

似，醫療團隊和病患、家屬之間，無論發生多大的衝突或困難，只要回到以病人為中心的思維，就有方向可依循，也才有勇氣再往前行。

破除精神病院高牆拉近距離，均來自台灣梭羅樹的恩典

營造松德療癒森林期間，里民曾於農耕之際，自做竹棚架，撿拾舊門板當圍籬用，而錫瑠基金會認為有礙觀瞻，要求改善。剛開始，我很抗拒，因為太投入農耕，就看不到美觀的問題，但錫瑠基金會卻很重視景觀。說來慚愧，我是在被錫瑠基金會要求改善後，再比較改善前後照片時，才發現的確有礙觀瞻，可見當局者迷。同樣地，我也曾多次發現里民亂丟塑膠繩，也要求他們要配合醫院的要求，保持園地的整潔。陸續又發生新加入里民的栽種地分配的紛爭。我在護理科主任支持下，依據松德療癒森林公約與耕作細則，順利解決里民間的衝突，這讓我體會到「建設容易，維護才是困難」，就像維護生態池般。

營造松德療癒森林五年後，終於有 3 位里民成為本院志工，從老死不相往來到願意當志工，有別於其他志工皆為精神個案家屬。就松友里民而言，有 20 位里民持續參與友善農耕，平均年齡 69.52 歲。

一里民回饋：「之前，松德院區是一種看不見的存在，雖然我就住在醫院隔壁 40 年，僅知道有這個單位，專收精神病患的醫院，敬鬼神而遠之。想不到成立了松德療癒森林，提供我們耕種的園地，免費供地、供水、供電，還有工具、泥炭土、基肥等等，太幸福了！還有信義社大的老師免費來教課，簡直是天上掉下來的禮物！」另一里民

說：「自從參加農耕之後，清晨一趟爬象山，傍晚再來一趟菜園拔草，很神奇，我的氣喘都沒再發作了。非常好玩，它們就像我孫子一樣。毛豆真的好多毛，韭菜竟然會長蚜蟲！芹菜變憔悴了。」

當見蟲就打的牡丹同學，可以把吃掉茄子的、疑似秋行軍蟲關在盒子中，等待老師的解說時，在在展現友善農耕強調與自然和諧共存的精神！而原來只有歐巴桑參加的友善農耕，逐漸加入歐吉桑們，幫忙老婆們做粗重的工作，後來連孫子們也出現幫忙澆水！最特別是，在疫情嚴峻的三年期間，松德療癒森林因位於象山腳下，空氣清新、人煙稀少，遂成為里民和新冠肺炎和平共處的地方，這一切均來自台灣梭羅樹的恩典。

護理長的學習筆記

為了倡議生態醫院及實踐綠色照護，我堅持做對的事，接著就出現許多幫助我的人，如信義區區長、班長、記者等等，感謝老天爺的牽引！

客家電視台《靚靚綠世界》節目

Part 3

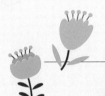

解不開的
人生難題

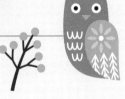

只有尊重、理解並祝福，
才能化解彼此解不開的心結

妄想型思覺失調症

永遠無法解開的謎

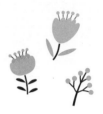

在陪伴瓊往天祥寶塔的途中，瓊媽媽悠悠地說，多年前那個算命的就說過，瓊是來討債的，債討完後就離開，活不過五十歲，果然是真的。

瓊，48 歲，未婚，無業，排行老么，上有四個哥哥，兩個姐姐，均已成家立業，瓊與 82 歲的寡母住在一起，生活無慮。瓊 32 歲時發病，診斷為妄想型思覺失調症，曾住精神病院 4 次，40 歲時，又因乳癌而接受外科手術與化療，乳癌獲得控制。

2005 年 8 月 18 日清晨，瓊在第四度住精神病院治療三個月後，出院第二天，不明原因從住家高樓的臥室窗戶墜落至社區中庭，送醫後不治，未留下隻字片語。瓊的遺體被送至佛教葬儀社，在師父引導下，家人不停的誦經，在檢察官驗屍開出「意外死亡證明」後隨即入殮，第八天火化後，骨灰送至天祥寶塔安厝。

「死亡對瓊是解脫，從今以後，她不再受精神病與癌症的折磨。」師父的話讓激動的瓊媽媽平靜下來，也安頓了兄姐們的震驚。

她選擇解脫，卻留下永遠解不開的結

瓊的二哥，對瓊有許多的不捨、疑惑與埋怨：瓊為什麼選擇在這個時候結束自己的生命？而且事發前一點癥兆也沒有，她當天還預約要去燙頭髮？難道她對同床而眠 48 載的老母親沒有半點牽掛？在告別儀式中，除了蓮友外，每個人都哭的很傷心，還包括一身黑衣的主治醫師。主治醫師很年輕，對已經慢性化的瓊很尊重也很關心，而瓊卻是她第一個疑似自殺身亡的個案。她一度懷疑自己逼死瓊，因為在家屬的要求下，主治醫師決定恢復對瓊施打比較有效的長效針劑，以對抗頑固的被害妄想，但瓊卻堅信長效針劑讓她罹患乳癌。

我是瓊的遠親，也是精神病院的護理長，自瓊發病十多年來，受委託承擔著找醫生、與醫生討論、安排住院、住院後的生活打點……。對缺乏病識感的瓊而言，我是個有權力且迫害她的人，因此，我與瓊之間的距離是遙遠的。瓊在出院後第二天不明原因死亡，讓關心我的同事問道：「瓊的家屬會因此而怪罪妳嗎？」

雖然我並沒有受到怪罪，但我在陪伴瓊的家屬的同時，也積極找尋自己的支持系統，找瓊的督導醫生、摯友討論，在確定自己無愧於天地之後，我繼續陪伴中年喪夫、老年喪子的瓊媽媽和自責的主治醫師。我明白主治醫師的矛盾與內疚，因此，給予主治醫師強力的支持，肯定她對的瓊關心。最後，主治醫師決定參加瓊的喪禮……

在陪伴瓊往天祥寶塔的途中，瓊媽媽悠悠地說，多年前那個算命的就說過，瓊是來討債的，債討完後就離開，活不過五十歲，果然是

真的。我終於放心，因果論的觀點，幫著瓊媽媽度過老年喪子的難關。

　　瓊為什麼要選擇這種方式離開？死後的瓊到哪去？她過的好嘛？這是瓊留給疼愛她的二哥永遠都無法解開的謎⋯⋯

護理長的學習筆記

　　依據全國自殺防治中心統計資料，2023 年全國自殺死亡人數，共 3,898 人，死因排名第十一位；男性死亡人數 2,500 人，死因排名第十二位，女性死亡人數 1,398 人，死因排名第十三位。粗死亡率 16.7 人（人／每十萬人），標準化死亡率 12.7 人（人／每十萬人）。

　　自殺本身不是疾病，也不一定是疾病的唯一表現，但是精神疾病是與自殺相關的主要因子。從開發中及已開發國家的研究顯示，自殺身亡的案例中，有精神疾病者的盛行率為 80 ～ 100％，顯示精神病患自殺率明顯高於正常人，估計患有憂鬱症之終身自殺危險率為 6 ～ 15％，酒癮為 7 ～ 15％，思覺失調症 4 ～ 10％。研究顯示，有 45％ 的自殺死亡者在生前都曾經透漏過自殺訊息，有一半的自殺死亡者在生前一個月都曾經就醫過，但看其他科醫師者多於看精神科醫師。

關於「自殺」有一些迷思可能和你想的不一樣，依據我臨床多年的經驗，有以下幾個常見的「自殺」迷思：

1. 與人談論自殺是不好的，他可能會被解讀為鼓勵自殺？

   有鑑於自殺的汙名化，許多有自殺意念的人不知道要向誰傾吐心事，公開談論自殺並不代表鼓勵自殺行為，反而是提供更多的選擇機會，或有更多的時間重新考慮自殺的決定。

2. 當個案憂鬱症狀改善時，他們就脫離危險了？

   其實最危險的時刻就是在憂鬱症狀改善後的恢復期，當個案症狀有進步時，仍不能掉以輕心，甚至應更加注意。

3. 談論自殺的人不會傷害自己，因為他們只是想要別人注意？

   這是錯誤的。面對談論自殺意念、意圖或計畫的個案時，必須採取一切預防措施，要認真對待所有自我傷害的威脅。

4. 自殺者都是真的想結束生命？

   自殺者對於選擇存活或死亡感到矛盾。許多人可能是在衝動下，做出自殺的行為，儘管他本來希望自己可以存活下去。

5. 大多數的自殺事件都是沒有預警就發生的？

   大多數的自殺都有口語或行為的前兆，雖然有少數自殺沒有徵兆，但了解且留意自殺前的警訊相當重要。

6. 要解釋自殺的原因是容易的？

   這是錯誤的。自殺原因多元且複雜，並非由單一因素或事件所

能解釋，因此不應以簡化原因的方式來報導。在嘗試了解自殺行為時，需考慮到身心健康、重大壓力事件、社會與文化因素等，有時個體的衝動性也扮演重要的角色。此外，精神疾病有時會影響一個人因應壓力與面對人際衝突的能力，而有更高的自殺風險。

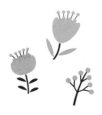

青少年憂鬱症

談自殺不再是禁忌

　　有些人選擇以自殺結束自己的生命，很多時候我們不明白他們自殺的原因，但自殺會讓周邊的親友非常難過，而且沒辦法跟別人談。可是，我們還是會想起他……

　　軒，男，17 歲，診斷為輕度智能障礙合併憂鬱症，在一年前轉入又一村的蘭亭書苑，以持續他在協和工商未完成的學業。2018 年 5 月 21 日，協和工商老師來電表示，軒於前日傍晚 7 時，向軒母要求唸讀大學，當時軒母正在煮晚餐，未被答允，憤而從住家頂樓跳下身亡。這個消息讓又一村醫療團隊非常震撼，因事發前未發現有任何自殺徵兆。

　　主治醫師立刻聯絡軒父表達慰問之意，並告知會請住院室先結帳，待他有空再來辦理出院手續；同時徵詢軒父，若其他孩子問起軒怎麼沒出席時，該如何回答？軒父期待以「出院」回覆。當天沒有其他孩子注意到軒的缺席，醫療團隊決定以家屬的意願為處理原則，同時密切注意其他孩子的狀況，以避免他們因為軒的自殺而引發焦慮，甚而出現模仿效應。

死亡近在身邊，談自殺不再難以啟齒

　　隔天早上的自然體驗課程，我帶領孩子們爬象山，至永春亭平台圍成大圓圈坐下，形成大團體。我請大家談「我最懷念的人」。很多孩子提到童年受到爺爺和奶奶的照顧及陪伴，但爺爺和奶奶多已往生。這群孩子中約有七成是單親，多數家境貧寒。

　　「死亡就在我們身邊，我們大都經驗過親友的死亡，每個人也都會死亡，但死亡並不代表結束，就像我們現在仍會懷念死去的爺爺和奶奶一樣，這就是生命的意義。」我開啟死亡的議題。

　　有一位孩子提到國中老師，他對我們「壞學生」很有耐心，卻喝農藥自殺，讓大家都很難過。接著，小潔提到她最懷念的人是她的父親，只是她沒提父親也是喝農藥自殺。霎那間，耳邊傳來象山崗上陣陣的樹濤聲，看著風中搖晃的香楠葉，我明白當刻談自殺不再是禁忌。「有些人選擇以自殺結束自己的生命，很多時候我們不明白他們自殺的原因，但自殺會讓周邊的親友非常難過，而且沒辦法跟別人談。可是，我們還是會想起他，就像這位老師，他雖然自殺死了，仍帶給學生溫暖的回憶。」樹濤聲再度響起。

　　第三天早上是舞蹈治療。舞蹈治療師決定按照原定計畫，當天剛好輪到要播放軒自選的歌曲，並由軒帶領自創的舞蹈動作。軒雖然缺席，但孩子們卻決定要播放軒自選的歌曲──周杰倫的「黃金甲」，且揣摩軒的招牌動作。歌曲終了，一孩子突然說──唵嘛呢叭咪吽。冥冥之中，孩子們似乎感應到軒已經走了……

反思與自殺的關係，預防自殺模仿效應

第四天早上我打電話給軒父，表達醫療團隊想要參加軒的喪禮。軒父說昨天已送軒出門，此後不會再有任何的告別儀式⋯⋯。當天下午，軒父和軒母到醫院辦理出院手續，因為不想見到又一村的孩子，所以，我和護理師帶著軒的遺物到行政區還給他們。軒父表情哀傷，軒母淚如雨下，自責未及時阻止軒的跳樓⋯⋯。同樣身為母親，同樣失去過孩子，我認得這種痛。我想伸出援手。於是，我建議主治醫師提供哀傷輔導。但，軒父拒絕，表示他們已決定搬家，離開傷心地。也罷！我告訴自己，既然他們已選擇療傷方式，只能尊重。

軒跳樓身亡一周後，在自然體驗團體督導中，我們反思自己和自殺的關係。醫療工作人員在不同的位置有不同的應對，如何看待死亡？又如何看待自殺？特教老師表示，軒是一個很善良的孩子，他很喜歡來又一村，因為不會被霸凌，但軒想讀大學的壓力卻讓他很受苦，自殺對他是一種解脫。護理師的反應有些自責，未能及早發現軒的自殺徵兆，因為護理是不允許個案自殺的。

自殺事件一個月後的一個周末夜晚，我獲知一位已從又一村出院，且尚在大學就讀的庭，從臉書中得知軒的自殺，並將此訊息傳給另一位尚在又一村就讀的孩子，雄。我立刻決定打電話給庭，

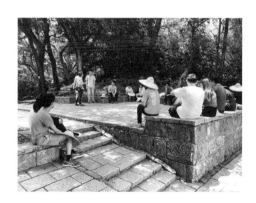

企圖預防模仿效應。庭說他至今都無法相信軒已不在人世，且自責曾說過他的壞話，因此，常常唸心經迴向給軒；但此刻，庭最擔心的是雄，因為雄仍在又一村就讀中，是否會因此而模仿自殺，拜託我能盡快找雄談。我同意透過 line 與雄溝通。雄表示他沒受到太多影響，但同意不再傳軒跳樓自殺的訊息給又一村的其他孩子，以免誘發其他孩子的焦慮或模仿。那一瞬間，我心頭的懸念已獲解決，再無罣礙。

護理長的學習筆記

青少年憂鬱症

　　國、高中階段青少年的壓力多來自於升學，同儕則為主要的支持來源，因此，許多青少年的憂鬱都與升學壓力或同儕的挫折有關，也有因為家庭問題而憂鬱的。值得特別注意的是，青少年憂鬱常以情緒浮躁、憤怒、功課退步、物質濫用、反社會行為、蹺家逃課等行為問題表現，因此應提高警覺，嘗試了解行為問題的背後，是否有憂鬱症狀，或協助就醫，尋求專業診斷與治療。

　　國健局估計 15-17 歲年輕人有 6.8% 達重度憂鬱症。這幾年青少年的自殺率上升，是其他年齡層自殺率上升的兩倍。研究指出，自殺死亡的青少年，約 70% 曾出現想要自殺的徵兆，如果能夠及早發現，就能夠達到預防自殺的效果。自殺通常不是突然有

個念頭出現的行為，而是已經過一段時間，從自殺意念（suicide ideation）到自殺威脅（suicide threat），會流露出一點想要自殺的跡象。尤其是，媒體的自殺報導容易引發有潛在自殺危險性青少年的模仿效應。

　　自殺意念（suicide ideation）指個人有出現想要結束生命的念頭，但並沒有付諸行動；自殺威脅（suicide threat）指個人出現想要自殺的語言或用書面表達自殺的想法，但並沒有實際行動；自殺未遂（suicide attempt）指有自殺想法並有出現自殺行動，但是並沒有死亡；自殺死亡（complete suicide）是指有自殺想法且也付諸自殺的行動，因而導致死亡。

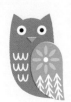

化解醫療糾紛的潛在危機

在自殺防治的世界裡，死亡象徵著失敗，應該要珍愛生命；但對自殺遺族來說，只有尊重、理解並祝福自殺者，才是遺族的活路，而且不是「走出來」，是「走下去」。

萍，65 歲，大學畢，離婚，獨居，三女一子皆在美國，診斷為重度憂鬱症。47 歲發病，以延長線繞頸，吞下一整罐安眠藥的自殺未遂，至長庚醫院住院。52 歲離婚，將前夫給的房子轉賣，購入數間套房，仰賴收租為生。此次為第三次住院（自 2018/10/17 至 11/17）：萍曾在 2018 年 8～9 月至美國加州小女兒家協助照護孫女，9 月底返台後，因名下房產停止收租，又賣不出去，備感經濟壓力。10 月初開始情緒低落，入睡困難，無助無望，罪惡感，同時合併自殺意念，故於 10 月 17 住進身心科病房。主要聯絡人前夫女秘書。

住院期間自殺，可能引發醫療糾紛

萍在住院的 31 天期間，因其無望感、支持系統差（離婚，獨居，

兒女皆於國外）、自覺造成別人的負擔和經濟壓力等問題，醫療團隊從她一住院就開啟自殺防範第一級。第 9 天，因出現多位保險、房仲業者至病房探視萍，導致她焦慮度高，表達想用圍巾自勒脖子，醫師評估後改自殺防範第二級，予加重藥物，且告知住院期間不做重大決策，護理人員則每 15 分鐘密切觀察一次。第 13 天，萍表示不會想死了。經會談評估，其衝動性下降，改自殺防範第一級。第 15 天，萍表示要為女兒好好活著，答應住院期間不會處理房子買賣的問題，經醫療團隊會談評估後，停止自殺防範策施，改為一般常規照護，護理人員每小時觀察一次。

第 31 天，萍的神情放鬆，可與護理師討論假日外出活動行程。由於評估萍的憂鬱狀態改善有限，假日外出仍須有人陪伴，經萍同意，由前夫女秘書陪同週末下午外出四小時。但，萍在返院前半小時，獨自在宅上吊自殺，被前夫女秘書送至國泰急救後，呈現深度昏迷狀態。

當晚 8 點我一接到消息，立即前往醫院，與值班主治醫師（個案的主治醫師適巧出國）、社工師一起至國泰急診處探視。值班主治醫師用手機告知美國的小女兒萍自殺的消息，小女兒嚎啕大哭，質問為什麼在住院期間讓萍外出？值班主治醫師採傾聽，並提供社工師及國泰急診處電話，以便小女兒隨時可找到資源。身為護理長，我警覺到此案例有醫療糾紛的潛在性。返病房後交代護理同仁三重點：一是提供小女兒和國泰急診處電話，請大夜班護理師於下班前追蹤萍的狀況，再交班給下一班；再則，家屬若有任何疑問，一律由社工師為統一窗口回覆；最後則準備紀錄，以便檢方調閱。

不是「走出來」，更重要的是「走下去」

　　因松德院區隸屬台北市立聯合醫院，為了會診及照護方便，經家屬同意，等小女兒從美國趕回台後，將仍呈現深度昏迷的萍轉至同屬於台北市立聯合醫院的仁愛院區治療，並由主治醫師、社工師及護理長我三人危機處理小組前往國泰，協助小女兒一起將萍轉院。接著，等待萍其他子女全部返台後，三人危機處理小組再度前往仁愛院區加護病房探視，和全部家屬會面，共同討論後續照護問題。家屬決定尊重萍生前的願望——接受安寧療護。因此，萍在加護病房兩周後轉安寧病房，三人危機處理小組再度前往，家屬希望以斷食方式進行安寧療護。斷食三周後，萍安詳過世，隔天即火化，遺族婉拒醫護人員參加喪禮，我們只能默默祝福萍脫離病痛。爾後，小女兒及目睹病人上吊的前夫女秘書兩人，持續接受主治醫師及社工師的哀傷輔導，其他子女陸續返美。

　　身為護理長的我，從中學到的是，面對住院病人於外出時發生的自殺事件，應立即組成三人危機處理小組，各司其責，並提供家屬 24 小時連絡電話。同時，在每個關鍵時刻危機處理小組都現身，陪伴家屬，提供資源並協助處理：如轉院、轉單位。自殺事件過後，主治醫師及社工師持續提供哀傷輔導諮商，以協助遺族走過哀慟，同時也順利化解醫療糾紛的潛在危機。

　　在自殺防治的世界裡，死亡象徵著失敗，應該要珍愛生命；但對自殺遺族來說，只有尊重、理解並祝福自殺者，才是遺族的活路，而且不是「走出來」，是「走下去」。

護理長的學習筆記

認識憂鬱、輕鬱症與重鬱症的區別

憂鬱是一般人正常的情緒反應，人碰到挫折、失落難免會憂鬱，但多半是短暫的、輕微的。但是，憂鬱症則是一種疾病，不容小覷。

憂鬱症的診斷是依據 DSM-5（精神疾病診斷與統計手冊第五版），病患是否符合下列 9 大徵兆，若同時有五項並持續時間超過兩周，就可能是輕度憂鬱症。

1. 持續性的情緒低落，感受不到愉悅感
2. 對於原本喜歡或有興趣的事物提不起勁
3. 體重增加或減輕
4. 睡眠障礙，變得經常失眠或嗜睡
5. 感覺疲倦、失去活力與倦怠
6. 無法集中精神、注意力渙散
7. 覺得自己沒有價值、自卑與罪惡感
8. 思考的速度與身體的活動變得遲緩
9. 經常會有死亡或是自殺的念頭

輕鬱症是一種長期但較輕微的憂鬱症狀，通常持續兩年以上。它的症狀較不強烈，但持續時間更長。主要症狀包括：

- 長期的低落情緒，雖然不如重度憂鬱症那麼嚴重，但感到情緒低落幾乎每天都存在。
- 低自尊心，感到自己比不上他人，或持續對自己的能力產生懷疑。
- 疲勞感，經常感到精力不足，但並不如重度憂鬱症那麼明顯。
- 比平常更難集中精神，特別是在完成日常任務時。
- 食慾改變，可能出現輕微的體重增加或減少，但並不顯著。
- 失眠或嗜睡，通常比重度憂鬱症輕微一些。

　　重鬱症不僅會失去工作和生活的能力，食慾與認知能力也會快速下降，進而長期臥床、不吃不喝，且會伴有強烈的自殺念頭，並常有幻覺、幻聽和妄想的情況發生，對日常生活產生重大影響。主要症狀包括：

- 持續性的深度悲傷或空虛感，這種情緒大部分時間都存在。
- 對原本感興趣的活動失去興趣，甚至對生活本身感到厭倦。
- 顯著的體重增加或減少，通常伴隨著食慾的改變。
- 失眠或嗜睡，睡眠模式發生顯著變化。
- 疲憊感，即使沒有做很多事，仍然感到精疲力竭。
- 自我價值低落，過度的自責，或感到自己毫無價值。
- 注意力難以集中，無法專注於工作、學習或日常活動。
- 反復思考死亡，包括自殺的想法、計畫或行為。

從情緒波動圖可清楚看見三者的區別

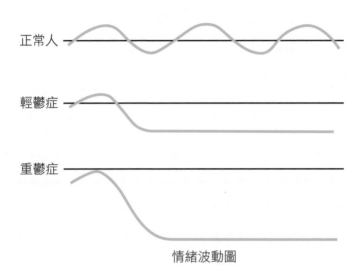

情緒波動圖

　　根據衛福部的調查估計，台灣的憂鬱症盛行率約為 8.9%，約 200 萬人有憂鬱症，其中重度憂鬱症患者占 5.2%，約 125 萬人，但就醫者不到三成，主要是因為缺乏疾病認識以及受社會觀念與文化影響，導致罹病不自知，故呼籲民眾注意自身症狀，若就醫治療，80% 憂鬱症患者都可被治癒。

　　許多輕鬱症患者雖會感到持續性的情緒低落、倦怠感、注意力下降、食慾下降、失眠等，但因為患者對外仍能展現正常社交，因此不易察覺，民眾應具備相關心理衛生健康觀念，若懷疑身邊親友有異狀，應提高警覺，協助就醫，尋求專業診斷與治療。

憂鬱症與自殺問題有很大的相關

　　研究發現，憂鬱症患者有 15% 會死於自殺，自殺死亡者生前達憂鬱症診斷者高達 87%。那麼，如何預防憂鬱症？

1. **足夠的休息及睡眠**：每日保持 7-8 小時的睡眠，優質的睡眠可以讓我們活力充沛，以最佳狀態迎接每天的挑戰。

2. **多做運動**：每星期至少運動 3 次，每次約 30 分鐘。運動是減壓及舒緩情緒最佳的方法，研究發現，運動可促進腦部釋放多巴胺、血清素和腦內啡等神經傳導物質。多巴胺可提升情緒和創造愉悅感。血清素可參與情緒穩定和壓力調節。腦內啡是一種天然的鎮痛劑，可減輕壓力和焦慮感。

3. **培養個人興趣及嗜好**：留點時間給自己做喜歡的事，平衡生活及工作的壓力。

4. **找人傾訴心中不悅**：當遇到苦惱及困擾時，向你信任的人傾訴，將心中的憂悶及時發泄出來，以免積壓成疾。

5. **保持積極及愉快的情緒**：心理學研究發現，快樂能夠提升個人的能力與自信，同時可擴展視野，對工作充滿熱誠，令生存感到有意義。

給醫護人員的話

　　現代人大都在醫院嚥下最後一口氣，醫院是死亡最頻繁的地方，唯在精神專科醫院例外。由於醫療設備限制和醫療人員專業能力不同的關係，精神專科醫院通常在病人生命狀況不穩定時，都採取外送轉診機制。若病人於精神科醫院住院中死亡，意味著評估出問題或者出現意外事件，特別是自殺死亡，都是極嚴重的意外事件，不管發生在病房內、外出時段或日間留院病人的在家時段。不過，我認為醫護人員只要依據醫院中的工作常規確實執行，即可保護自己免於疏忽之咎責。但是，除了確實執行工作常規外，我認為預防病人自殺最有效的策略是與病人建立信任關係，一旦關係建立，即可了解病人的想法，及時預防。

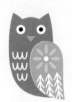

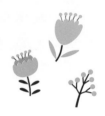

重度憂鬱症
解不開的人生心結

今再回顧，距離嶢跳樓身亡已兩年，驚訝我內心仍充滿著難過、生氣和挫敗的情緒。覺察這些負面情緒後，我用慈悲喜捨的正念情緒為自己進行認知轉念。

嶢，36歲，男同志，師大博士畢業，診斷為重度憂鬱症。個案因為女朋友無法給予關愛，出現計畫跳樓、上玉山失溫等自殺未遂被指導教授送至精神科急診後，住進身心科病房。主要聯絡人除了75歲的母親外，還有指導教授、師大輔導室的個案管理師及諮商師。

醫療團隊分析並歸納嶢出現自殺行為的原因有三：一是得不到女朋友的關愛；二乃認為博士學位是指導教授故意放水的；三則是找到新工作，必須和指導教授分離。而這三個因素也就成為嶢住院的處置重點。

嶢住院第二天早上6點，他的母親就出現在病房門口的長廊上，一臉的焦慮，口中喃喃念著觀世音菩薩。經了解，她接獲兒子自殺未遂的通知後，連夜從雲林趕上來。此後，她長駐在嶢租屋處，一早就

帶著給嶢的營養補品到長廊上等會客。我常常陪伴這位遠道而來的訪客，因而知道她辛酸的過去。

她，年輕時為一家庭公司會計，被已婚老闆性侵，懷孕後生下嶢，變成妾，負責家事及照顧大媽的孩子們。十年前先生中風，臥床十年，都由她一人負責。嶢與父親、大媽、同父異母的手足關係淡漠，但功課表現優異，高中後就離開雲林老家，在台北獨自租屋生活，與母親關係緊密。嶢要求醫療團隊，不要讓母親知道自己是同性戀，擔心母親禁不起打擊，因為父親才剛過世不久。因此，除了藥物治療外，醫療團隊決定先會談處理嶢的感情問題。同時，為了輔導的延續性，醫療團隊決定邀請師大個案管理師及諮商師一起加入會談治療。

透過會談治療，試圖解開心結

經過嶢同意後，我們邀請他的女朋友（一位年輕的、任教於國中的男老師）來院會談。會談中才了解，所謂的女朋友，其實是別人的女朋友，嶢硬要闖入，成為第三者後，又無法和平相處，常以自殺方式威脅，逼得女朋友只得選擇悄悄離開。會談時，女朋友委婉地說出他的為難，請嶢能夠諒解。

接著，我們再邀請指導教授來院會談，創造機會讓嶢對博士學位的澄清，並和指導教授正式道別。但是當指導教授出現在病房門口時，嶢卻猶豫是否要會談。當下，我很著急，想勸嶢要把握機會，好不容易喬出大家都可以的會談時間，但嶢的習性——不想為自己做決定，

把責任推給別人，再歸罪給別人。因此，醫療團隊決定只提供空間讓嶢會客，不會談。

其實，嶢與指導教授的關係非凡。他從碩士、服兵役及博士期間都一直跟著這位指導教授，指導教授只大他 6 歲，兩人在學術上合作無間，成就非凡，曾在國際知名期刊上發表多篇研究成果。這段像父子般的關係，因著嶢拿到博士學位，找到新工作而必須畫上休止符，但嶢的解讀是，指導教授已受不了他，故意要擺脫他。

住院三周後，在醫療團隊的鼓勵下，透過角色扮演，醫療團隊協助嶢對母親出櫃。母親的反應不像嶢預期中劇烈，只是心疼地說：「人家不要，就不要勉強，我們可以再找別人啊！」

住院四周後，嶢因為已沒有自殺意念，且又必須到新單位報到而辦理出院。兩個月後，得知嶢已在一個月前在師大校園跳樓身亡，讓我非常難過、生氣和挫敗——我們一群人的努力都白費了，他怎忍心拋棄年邁的母親……

用正念化解彼此解不開的心結

今再回顧，距離嶢跳樓身亡已兩年，驚訝我內心仍充滿著難過、生氣和挫敗的情緒。覺察這些負面情緒後，我嘗試用慈悲喜捨的正念情緒幫助自己進行認知轉念。

慈心：醫療團隊和師大個案管理師、諮商師都很想幫助嶢，且用了許多策略。

悲心：同理嶢的辛苦，他一直希望被愛、被肯定，曾多次求援於輔導老師，甚至住入精神病院，但他在面對難以承受的生命之苦時，最後選擇以自殺方式作為因應策略，企圖以死亡結束痛苦。

喜心：或許嶢的老母親在過去經歷各種的失落與痛苦的人生經驗，已讓她更有韌性與智慧面對哀傷與未來的人生。我回向給他老母親，並自我承諾珍惜每一段緣分，積極主動去做每一件想做的事，做最真最喜歡的自己。

捨心：我知道他們母子的困難是一生累積而來的，我與團隊在有限的時間，在這過程中已盡己所能地協助，但嶢真的累了，他可能在很絕望的狀態下選擇自殺來結束痛苦，這不是我們能左右的。當想到他的老母親要承受喪子之痛，我的心裡也感到不忍。我真心祝福她的信仰能給她智慧與力量，祝福她能度過哀傷。

護理長的學習筆記

　　自殺者遺族通常會有震驚、困惑、愧疚感、緘默、無意義感、悲傷與憤怒等情緒，每一位遺族走過傷痛的歷程與時間長短都不盡相同。研究顯示，每一人自殺死亡可能會影響周遭的六位親友，並且，多數自殺者親友於哀傷期中，因為獨自承擔嚴重的情緒困擾，且對於要和親友們談論自殺，也常覺得難以啟齒，因此自殺者遺族容易產生創傷後壓力症候群，以下原則可提供給自殺者遺族參考。

- 維持規律的日常作息，可讓生活平穩地「走下去」。

- 注意自己的身心狀況，有必要時請向專業人員求助。

- 有些自殺者親友對於告訴別人，親友是因為自殺死亡而感到掙扎，事實上承認自己的親友自殺並沒有想像中困難。

- 試著主動去和其他的自殺者親友談談你的想法與感受，或者參加支持性團體。

- 每個人都有自己哀傷的方式，有些人會去墓前哀弔，而有些人卻痛苦到無法在親友的墓前哀弔，請接受自己的哀傷方式。

- 遇到特別的紀念日你會特別難受，這是正常的，而這也是哀傷反應的一部分，是走過傷痛的必經之路。

- 有些自殺者親友可以從宗教信仰中獲得安慰。

- 悲傷的時候對自己要更好一點，等你準備好了，再回歸原來的生活。這不是你背叛死者，而是你已經逐漸恢復。

- 最好避免在第一年內做出重大的決定，因為你可能會後悔。

　　遺族是否要接受諮商？我以為宗教及民俗信仰都可達到相同的療效，端視其教育程度、文化及個別偏好而不同，但愧疚感及憤怒則可作為遺族是否走出哀傷的重要指標。

Part 4

在精神病院
碰上世紀病毒

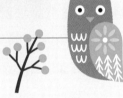

這場世紀疫情讓我學會「慢慢來」，

也讓我體悟到人生大部分都在重複著許多小事，

而生存的意義也就在其中實踐。

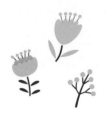

必安住魚與抗煞勇士

「抗煞勇士怎麼可能有空餵魚？別傻了！」秘書室主任雖然取笑我，但仍幫我轉交信件和魚飼料！沒想到「必安住魚」卻成了抗煞勇士在被隔離期間的慰藉！

2003 年的嚴重急性呼吸道症候群（SARS）發生時，原本以為實施專科化之後，和我們精神專科醫院沒有關係，意外地，我當時所負責的又一村青少年日間留院卻間接受到兩大影響，一是我單位的護理師被徵調去照顧染煞病人，另一是又一村所在的三院區，被臨時改為照顧染煞病患的醫護人員的隔離空間。

燦黃的相思花，在生命交關時成為一股暖流

2003 年 5 月 1 日，台北市立聯合醫院和平院區的護理長陳靜秋，成了台灣第一位在嚴重急性呼吸道症候群（SARS）中殉職的醫療人員，隨即，台北市衛生局下令，封鎖和平醫院，以防止疫情的擴散與蔓延。

第二天，位於象山下的台北市立聯合醫院松德院區接到衛生局指

令，位於三院區的又一村必須在一個早上內緊急撤離，以便讓照顧染煞病患的醫護人員有隔離空間。當時情況相當混亂，人人自危，因此，我帶著工作人員和孩子們，沒有任何科室的外援，像螞蟻搬家般，攜帶必要的物品，一人一張椅子，來回 20 多趟，搬遷到十分鐘腳程的二院區 5 樓。

2003 年 5 月 3 日，在又一村服務的阿蘭護理師，因為年輕、有內外科經驗，臨時被徵調至竹東醫院照顧 SARS 病患。那段期間，我們不知道阿蘭能否平安歸來。於是，在自然體驗課程中，我規劃設計讓每個病人寫信給阿蘭，再到相思樹下，撿拾那一球球燦黃的相思花，附在信中，寄給阿蘭……

一個月後，阿蘭護理師終於平安歸來，赫見她將一頭黑髮染成火紅，恍若傳說中的浴火鳳凰……

多年後阿蘭回憶道：「在那些病毒肆虐、生命交關、生死未卜的恐懼與脆弱裡，沒想到孩子們歪歪扭扭親手落下的一筆一畫、一聲簡單的問候，竟成為我當時強而有力的最大支持力量。猶至今日，那球燦黃的相思花團仍深深地烙印在我心中，無法抹去，每當走在相思樹旁，

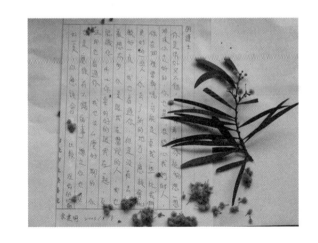

就想起 SARS 期間的往日種種，雞皮疙瘩仍佈滿全身，同樣的溫暖也伴隨流動，一切是那樣地真實存在著！」

「必安住魚」成為與三院區的連結與羈絆

又一村在 2003 年 5 月 2 日緊急搬遷至二院區時，我就告訴自己，待疫情一過，一定要再搬遷回來，因為三院區才是又一村的家。因此，我透過「必安住魚」作為再回三院區的準備工作。

「必安住魚」是又一村學員為空中水池中的台灣鬥魚所票選出來的新稱呼，因為牠們會吃蚊子的幼蟲──孑孓。又一村 2 樓辦公室前的空中水池有水，有水就容易有孑孓，而孑孓是登革熱病媒蚊的幼蟲，絕對是醫院無法容忍的病媒。因此，我自費購買 100 隻的必安住魚以便杜絕孑孓。當我接到必須緊急搬遷的命令時，就下定決心得想辦法回家。坦白說，學員都比較喜歡二院區，有電梯及中央空調，廁所也比較漂亮，不像三院區，看起來破破舊舊的，下雨的時候還會滴水。不過，我明白若要實踐綠色照護，三院區才有綠地可耕作。於是，我藉由「必安住魚」讓學員與三院區保持聯結，並讓學員看我寫給暫住在三院區的抗煞勇士們，拜託他們幫忙餵「必安住魚」的信。

親愛的抗煞勇士：

　　三院區雖然破舊，但空氣清新，環境幽靜，特別是，空

中水池中有我們又一村學員飼養的台灣鬥魚，牠們會吃蚊子的幼蟲——孑孓，因此，要拜託您們幫忙每天餵魚，附上三包魚飼料，謝謝您的協助！

又一村護理長張碧鳳敬上

大夥唸完了我的信之後，我也請學員們寫信給「必安住魚」。雖然寫信給不會看信的「必安住魚」是很奇怪的一件事，不過學員們都很給我面子，紛紛寫下了他們想寫給「必安住魚」的內容。

家裡養了一隻烏龜的「滷肉飯」，常會和烏龜玩，幫烏龜洗澡，他的烏龜可以自由走動，他還會捉弄烏龜，把烏龜弄哭。自稱是龜孫子的「滷肉飯」，他的信是這麼寫的：

親愛的必安住魚，我以前是星期二來餵你們，都倒一些食物給你們吃，但我現在不能來三院區，不知道抗煞的勇士有餵你們嗎？今天阿長跟我說你們最近的情況，希望你們鬥魚像烏龜一樣很長壽，平安快樂，渡過疫情！

養魚團體滷肉飯敬上 2003. 5. 29

另一個典型的思覺失調症、情感淡漠的學員，對必安住魚有不同的想法，他寫道：

必安住魚：

　　我愛你們嗎？我根本就不了解你們，更別提愛你們了。其實我對你們的感覺，就像對其他的人們一樣，沒什麼感覺，我是個很無情的人，你們很失望吧！或許你們也只當我是個路人甲也無所謂。我相信你們對人們也沒有什麼感情吧！反正你們也不會得 SARS，生活就不必有太大的擔心。雖然我也曾經想跟你們講話，想跟你們有感情，但是你們又不會回饋，你們希望有人能跟你們講話嗎？最近我發現我對某個人終於有了一點感覺，但只是一天的時間，之後我對他又平淡無味了。我真不知道自己在搞什麼，這是我的近況。你們呢？我不想知道，因為你們在我心中也只是路人甲而已，祝你們好運！

長青 2003.5.29

　　SARS 過後四個月，又一村終於遷回三院區。我很開心，因為看到「必安住魚」悠游在空中水池，牆壁上還張貼著我寫給抗煞勇士們的信。據可靠消息表示，三院區撤離時，情況相當混亂，人人自危，我在帶領學員搬遷後，就拿著一封信和 3 包魚飼料去找秘書室主任，拜託他轉交到抗煞勇士手中。「抗煞勇士怎麼可能有空餵魚？別傻了！」秘書室主任雖然取笑我，但仍幫我轉交信件和魚飼料！

　　沒想到「必安住魚」卻成了抗煞勇士在被隔離期間的慰藉！

護理長的學習筆記

　　很慚愧，我以為在精神專科醫院服務，只要專精在精神照護即可，臨床上每當病人出現內外科問題時，因為專業領域不同，主治醫師通常採取會診或轉診至一般綜合醫院的制度，沒想到發生重大傳染病時，精神專科醫院也會被涉入……

　　而自然元素中的「相思花」及「必安住魚」，顯然成為抗煞期間的慰藉，展現綠色照護的療癒力！

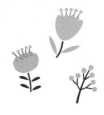

疫情中的自然體驗

愛在瘟疫蔓延時

　　回程時，陳○浩走在我旁邊，述說今天的自然體驗活動讓他想起快樂的童年——小時候曾摘過鳥巢，鳥巢中的鳥蛋是彩色的。20 歲時，他罹患憂鬱症，從此過著自我放逐的生活。聽著他的生命故事，感謝山紅頭的牽引，開啟我和他的連結……

　　D 病房主要收治精神官能症的病人，以憂鬱症與焦慮症占最大宗，焦慮症包含恐慌症、強迫症、懼高症、社交恐懼症、幽閉恐懼症等多種疾患，是我在 2018 年後的新業務之一。

　　2020 年 3 月 27 日，為了對應新冠肺炎的疫情，我們配合醫院分流制度的政策。因此，D 病房的照護規則也做了調整，如：暫停每天的治療性外出、無法使用手機等，個案們雖然能理解，卻也感到無奈。

嗅聞花兒清香，踏上自然體驗之路

　　為了讓個案能曬到太陽，每週五早上就由我帶領自然體驗活動。

適逢友人傳來象山公園五色鳥啄洞築巢的 line 訊息，我便計畫帶領個案外出觀察，同仁們卻擔心至象山公園運動的人多，又有象山捷運站，不利於防疫。經過和主任討論，確認防疫原則：在戶外進行活動，戴口罩，勿觸摸口、鼻、眼等黏膜處，並攜帶乾燥式洗手液之後，我便帶著個案及實習護生們出發。

早上的天氣很好，有陽光卻不會熱，時有涼風吹拂。沿著人煙稀少的小路前進，沿途盡是爬滿圍籬的牽牛花。我邀請大家仔細地觀賞牽牛花展現的紫，欣賞它的喇叭形狀，並解說日本人稱牽牛花為「朝顏」，源自於它早上開花，中午後就凋謝的機制，也因此，我們常在日本和服上看到許多「朝顏」的圖案。

接著，我們嗅聞杜鵑花的清香，享受粉撲花的紅豔，並試吃白頭翁的最愛「春不老」的果實。陳〇浩蹲坐於一旁。他，45 歲，中興大學畢，離婚，因為憂鬱症合併酒癮而住院。住院後總是以僵直性脊椎炎的疼痛而臥床，拒絕參加任何活動，但對於戶外的自然體驗則主動參加。我挑了一粒紅裡透黑的春不老果實給他，鼓勵他嚐嚐看。他看了看，很給面子的接過去，放進嘴裡。霎時，臉上出現酸澀的表情……

自然體驗接觸大自然的神奇，更有意外的發現

初抵象山公園，巧遇 5 隻在竹林中嬉戲的台灣藍鵲，寶藍的身影、美麗的長尾，配上火紅的嘴巴及鴉科獨有的叫聲，讓大夥大開眼界。

友人周子欽先生正在象山公園裡進行生態環境維護。我們就在他的

引導下，找到蹼伏在野薑花葉子上面，可愛的台北樹蛙！很難想像就在台北 101 對面，竟然可以保有台北樹蛙的棲地，這都要歸功於友人周子欽多年無私地守護。他說剛剛在野薑花叢中發現山紅頭的鳥巢。「山紅頭？！」常聞其聲，難見其影的山紅頭？我們輕柔地跟隨他走 20 步，隨即看到隱藏在野薑花叢中的鳥巢。山紅頭就地取材，用乾枯的野薑花葉片編織成巢，巢中有四顆蛋。就在大家的驚嘆聲中，突傳來山紅頭親鳥不安的叫聲，打擾到牠孵蛋了，懷著歉意，我們儘速離開。

看過鳥巢，友人指點我們在 236 號路燈旁的一棵枯木上，一隻五色鳥正在啄洞築巢，牠把洞口啄得圓圓的，鳥喙上的木屑似流水般灑落。我曾剖析過五色鳥的棄巢，洞深約 30 公分，內部和洞口一般大小，且光滑無比。

活動最後，我邀請大家分享印象最深刻的事。半數的人表示看見山紅頭的蛋，象徵著希望；另一半的人則對五色鳥的啄洞築巢感到生動有趣；陳○浩則難忘苦澀的春不老果實。這就是接觸大自然的神奇，雖然活動的設計目標是觀察五色鳥，但總會有意外的發現與驚奇，特別是，能親眼看到山紅頭的巢及蛋，實屬不易。回程時，陳○浩走在我旁邊，述說今天的自然體驗活動讓他想起快樂的童年。他說小時候曾摘過鳥巢，鳥巢中的鳥蛋是彩色的。20 歲時，他罹患憂鬱症，但他堅毅地完成大學學業，畢業後謀得一份工作，有愛他的妻子及一個孩子。孩子卻在十個月大時猝逝，他無法原諒自己的疏忽，主動要求離婚，從此過著自我放逐的生活。聽著他的生命故事，感謝山紅頭鳥巢的牽引，開啟我和他的連結……

　　我持續追蹤山紅頭孵蛋的進展。感謝好友詹勝隆的守候觀察，並提供山紅頭的珍貴照片。從三月末至四月中旬的 20 天期間，兩隻親鳥合作無間，四隻雛鳥順利離巢，我也把照片分享給 50 位親朋好友，在這艱困的瘟疫蔓延時……

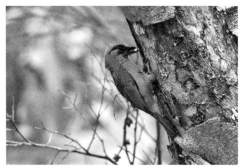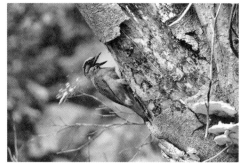

3 月 27 日五色鳥啄洞築巢

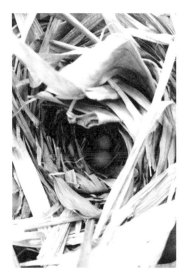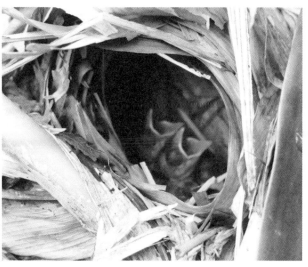

3 月 27 日山紅頭的四顆蛋　　　　　4 月 8 日嗷嗷待哺的山紅頭寶寶

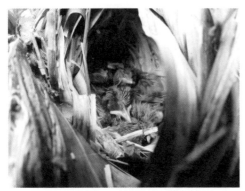
4 月 12 日山紅頭的四隻寶寶

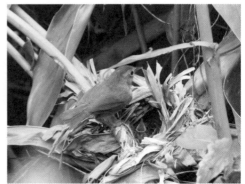
4 月 15 日山紅頭的親鳥正在餵食

護理長的學習筆記

　　我一直認為能讓個案曬到太陽是非常重要的，適當地曬太陽的好處多多，比如保持身體溫暖、改善睡眠質量、增強白天的精神與活力、強健骨骼組織、增強免疫系統、延長預期壽命等等。

在精神病院碰上新冠肺炎

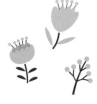

提供餵食要很靠近個案，且餵食時間超過一小時，這超過文獻建議的安全時間 15 分鐘，難道妳不擔心被感染嗎？瑞美護理師說，當時心中只有憐憫，不會害怕。

面對 2021 年 5 月快速升溫的新冠疫情，各家醫院除了需調派人力至新成立的專責病房外，急診、社區快篩站等也都需額外人力支援，但在有限的人力資源下，跨單位或跨機構支援的護理師因應而生。台灣醫療工會聯合會曾於 2022 年 11 月至 12 月，針對跨科支援護理師進行問卷調查，總共回收了 272 份有效問卷，結果顯示：7 成的護理師都有跨科支援的經驗，但因為必須快速適應不同病房的工作事務、主管及同事，其工作經歷的感受普遍都很焦慮、緊張、缺乏歸屬感。

精神病院碰上新冠肺炎，挑戰一關又一關

在這樣的脈絡下，2021 年 5 月爆發的新冠疫情，對我們精神專科醫院的衝擊更是嚴峻。首波是家住萬華的藥劑科同仁被感染，藥劑科

同仁全部被隔離，其業務由其他科室同仁支援；緊接著，專門收治失智症及精神病患的老人病房的看護，因外出購物而染疫，並迅速傳播至整個病房，院方立即關閉老人病房，將 PCR 陽性個案送往綜合醫院，且將 PCR 陰性個案轉入剛成立的檢疫病房。而所謂的檢疫病房不過是每間病室有衛浴設施的 D 病房罷了，缺乏中央氧氣、插座、對講機、負壓系統等設備，我當時正是 D 病房的護理長。

　　經過三天的準備，我們將原本 D 病房的精神官能症病人安排出院或轉其他病房後，2021 年 5 月 21 日 D 病房於中午正式轉型為檢疫病房，以便收治染疫的精神病患。首波迎入老人病房 6 位 PCR 陰性個案，當天晚上 8 點，一位 PCR 陰性老人轉為陽性，且 CT 值只有 11，更糟的是，隔天陸續有個案染疫發病，且病情急轉直下，共有 4 位變成生命徵象不穩定的重症病人，卻因綜合醫院缺床位而轉不出去，導致同仁們都很焦慮、害怕，和確診者吸相同空氣，害怕染疫，怕傳給家人，不敢回家，住宿者不敢回宿舍，怕傳給同事。

　　總而言之，在精神病院碰上新冠肺炎的挑戰有三：一是精神病房的設備限制：精神科病房的設計核心乃安全重於功能，不會在病人伸手可及之處安裝管路或是電線，以防病人利用管線上吊自殺，因此，沒有氧氣牆可在病人血氧異常時使用，也沒有電源可供設備監測生命徵象，更沒有負壓病房。再則，醫護能量不足：醫護人員平常雖然定期練習穿脫隔離衣及 CPR，以 D 病房的 15 位護理師而言，只有 1 人曾在內外科服務過；且內外科藥物及醫療設備不足。最挑戰的是，服務對象為精神病患，除了原有的精神症狀之外，又多了新冠肺炎，症

狀多重複雜，病人的配合度差，生活自理能力弱，且老人居多，病情變化快速。

成立檢疫病房後，醫院的危機小組引領我們面對新冠肺炎的挑戰，諸如：護理科主任跨病房調動護理師，補足我單位的人力，並親身帶領，組成 line 群組，提供 24 小時解惑，使用危機管理機制的「我們」，讓「我們」同進同出，同抗同行於此戰疫，讓同仁得以安心，提升凝聚力；專科護理師查最新的研究資料，協助訂定檢疫病房照護常規；最重要的是，4 位重症病人在劉醫務長奔波下，終於在檢疫病房成立的第五天順利轉出，用行動解決精神科病房的設備限制及醫護人員能量不足的問題，有效緩解同仁的焦慮。

從 2021 年 5 月 21 日至 2021 年 8 月 16 日，D 病房轉型為檢疫病房近三個月三級警戒期間，我們共收治 161 位病患，平均住院日為 4.3 天。與確診病例接觸而需居家隔離的精神病患占九成，一成則來自國外入境的檢疫精神病患。在性別方面，男性 58 位，占 36%，女性 103 位，占 64%。65 歲以上老人占四成。大多為精神病患，失智者占 7%。期間共有 10 位重症病人轉其他綜合醫院插管治療。0 人皮膚壓瘡，代表著檢疫病房的高品質護理。壓瘡是因為皮膚局部受到壓迫、摩擦所導致皮下組織、肌肉或骨頭受傷的情形，尤其骨頭突出處更易發生。對護理師而言，在沒有照護服務員協助的檢疫病房，要維持病人沒有出現皮膚壓瘡，非常不容易！除了要顧及病人的營養、活動之外，身體的清潔，及每 1-2 小時翻身改變臥姿，則是照護重點。

身為護理長，我牢記 2003 年和平院區的 SARS 感染事件，就是從清潔外包人員開始的。因此，我每天自動提早一小時上班，以便盯著清潔外包人員確實執行清潔消毒工作；同時，依據病人狀況，評估病房運作，適時反映問題，及時增加夜班人力；了解同仁身體狀況，適時關心，如同仁出現頭痛、感冒症狀時，立即安排至專用休息室休息，定時探視、追蹤並報告長官；配合中央政策，提供安心加油站（與台北市衛生局的特約飯店，提供住宿及早餐，每天補助 1600 元，同仁可自由選擇飯店），免於同仁擔心傳染給家屬或同事的恐懼；紀錄同仁照護病人狀況、造冊，以利申請中央補助。

在新冠肺炎的恐怖與焦慮中好好生活

面對自己對新冠肺炎的害怕，我決定該上班時上班，該吃飯時吃飯，該睡覺時睡覺，有意識地放慢生活節奏，謹言慎行，不對同仁說沒有幫助的話，以免加劇同仁的負面情緒，但下班後則必須到空曠的南港公園走路，以抒發緊張、焦慮及害怕的情緒。

雖然在三級警戒期間很辛苦，但也有難忘的回憶——

某日我輪值全院性的假日白班，一接班就接到指示，要重新開啟已關閉多年的內科病房，提供給需要居家隔離的藥劑科同仁暫住。因為是假日班，找不到人力，兩位督導長現身來幫忙，最繁重的任務是要在四小時內設置 12 張病床於單獨病室中。我們三人從一院區出發，經過連結一、二院區的彩虹橋，至二院區 4 樓倉庫找出 12 張可以用的

病床。先集中推至大電梯，下至 2 樓，橫越彩虹橋，再搭電梯下至一院區，接著，再搭電梯上達 6 樓內科病房。病床雖然有輪子，但一個人推床還是很吃力，特別是進出電梯時。而推著床橫越彩虹橋最是考驗，因彩虹橋長 100 公尺，寬只有 3.2 公尺，我聽到簡督導長大笑：「張碧鳳，你不是會開車嗎，怎麼老是推床撞牆？！」霎那，我再聽見自己尷尬的笑聲迴盪在密閉的彩虹橋中，而開病房的壓力也就在我們的笑聲中銷融……

最令我難忘的是，外來的支援者，瑞美護理師。她原本服務於成人日間留院，三級警戒一開始，院方隨即關閉成人日間留院，她配合危機小組的指揮，在一個月期間被派至藥局、老人病房、D 病房支援，跨科室、跨職類、跨病房間的援助，與不同的醫療團隊合作。最了不起的是她提供確診個案的身心靈照護，從下述兩案例可見到她將害怕被傳染，及被攻擊的負面情緒，轉化為利他的餵食，及逐步更換約束帶的行為，超越死亡的勇氣和慈悲！

照護確診個案，耐心餵食，撫慰孤寂心靈

珍，78 歲，女性，診斷為高血壓、糖尿病及阿茲海默症，確診新冠肺炎單獨隔離中。2021 年 5 月 23 日下午 2 點，我關心身著三級防護裝備、餵食超過一小時，卻還沒吃午餐的黃護理師，以下為黃護理師的敘述：「當時珍的 SPO2（血氧飽和度）為 94％，虛弱、呼吸喘，連睜眼都顯費力，更別說自己吃飯，故予餵食。珍連張嘴都很吃力，

我耐心等待她慢慢的咀嚼食物，順手把肉塊用筷子弄成小碎片，讓她可以省力些。我認為提供蛋白質對個案很重要，同時一一告知便當盒裡的各種菜色，再問她，下一口想吃哪一道菜，珍回應「芥菜」。我說：『大多數人不愛吃芥菜，為何你愛吃呢？』珍說：『我媽媽以前很愛吃芥菜，芥菜有媽媽的味道。』看著珍慢慢咀嚼芥菜的模樣，我的淚水不聽使喚地流下來。幸好，有面罩和 N95 罩著，珍應該看不到我的眼淚，而我能做的，也只有幫她把菜剁細碎些，慢慢地，一口接一口餵，讓珍品嚐回甘的滋味。」

隔天，我再追問，餵食要很靠近珍，而且餵食時間超過一小時，遠超過文獻建議的安全時間 15 分鐘，她不擔心被感染嗎？瑞美護理師表示，當時心中只有憐憫，不會害怕。下班後獨自開車返家的路程中，還浮現珍享受芥菜的畫面。回到家後，立刻洗澡更衣，偶而會擔心被感染的問題，但心想自己有三級防護裝備，也就把擔心交給老天爺。

再隔天，下午 1 點，瑞美護理師說她頭很痛，想吐。我立即安排她至專用休息室休息，定時探視，直到下班時間她仍不舒服。我擔心她被傳染，計畫要陪她去忠孝院區看病，但她說她原本就有偏頭痛，休息後應該就沒事，請我先下班。我報告督導長，並交班給值班護理長持續追蹤、關心，直到晚間 8 點，瑞美護理師頭痛情形改善後，自行開車返家，我的心才真正下班。

照護暴力、裸露下體的個案，給予最低限制，滿足身心靈需求

動，23 歲，男性，某國立大學社工系五年級，診斷為思覺失調症。雖然沒有新冠肺炎症狀，但因為要等 PCR 採檢結果，故先入 D 病房等待第二次的篩檢。瑞美護理師接班後首次探視時，動同時被四肢約束及腹部約束中，但他大聲唱歌，裸露下半身，瑞美護理師用床單遮蓋，立即被他扯掉，且不時撐起上半身激動喊叫，言詞挑釁，拒絕配合治療與服藥。第二次探視時，請防護人員在旁協助，動才配合服藥。半小時後，第三次探視時，動的激動情緒已緩解，可配合測量生命徵象、蓋被，並表達他肚子餓。瑞美護理師決定提供餵食，但不鬆開約束，以防其暴力行為。

餵食之前，瑞美護理師先予調整約束帶，因動的內衣和外套都已被汗水浸濕，且因動使勁的拉扯，外套袖子演變成手臂的約束帶，後背部更擠成一團，讓動非常不舒服。瑞美護理師先鬆開左手約束帶，協助脫左袖外套後，再重複動作，協助脫右袖外套。過程中動可合作，脫掉外套後，接著餵食。動邊吃邊說：「急診的醫師說，我是思覺失調症，怎麼可能！？那些聲音明明是真的，你們都不相信我說的，卻說我是思覺失調症，怎麼可能！？我也是專業人員，我是社工耶！」說著，就傷心地哭了，一個 175 公分，90 公斤的男人嚎啕大哭五分鐘。

動吃飽、熟睡一小時後，瑞美護理師評估其情緒平穩，約定不再出現暴力行為後，予鬆開全身約束。一鬆開約束，動立即自行找出他的內褲穿上……

　　聽著瑞美護理師的敘述，我心想，她必是上帝派來的天使——身著三級防護裝備，於單獨病室中，冒著被攻擊及被傳染的危險，耐心地提供餵食、解換約束帶，這種無私、無畏的精神，教我臣服。而我何其有幸，在這個艱難的時刻，能與這位外來支援者真心交會……

護理長的學習筆記

　　為了病人的安全，精神科病房的設備原有諸多限制，因此，在臨時轉型為檢疫病房時，工作人員就得接受生命威脅的挑戰，很幸運地，我們安全度過危機，且在 D 病房轉型為檢疫病房的三個月三級警戒期間，共收治 161 位病患，沒有病人出現皮膚壓瘡，真了不起！我喜歡這樣的醫護團隊！

　　治療性約束目的乃在協助病人自我控制其行為。執行約束時，需要有單人空間及醫囑，並依據病人當時狀況而約束雙手或四肢，或四肢加腹部約束。約束後，護理人員須每 15 分鐘需探視一次，滿足其生理需要或檢視約束部位的循環等。

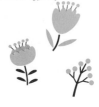

醫療糾紛的潛在危機

當遊民在精神病院染疫之後

　　經過醫療團隊的共同持續努力，博終於在兒子和弟弟的陪同下辦理出院，轉至養護所安養，結束長達 288 天的住院，遠超過本院的平均住院日 30 天，成功化解潛在的醫療糾紛。

　　他為什麼會淪為遊民？當遊民在精神病院染疫之後，又會發生什麼事？

　　博，72 歲，男性，高中畢業，曾有過兩段婚姻，主要聯絡人為已故第一任妻子所生的兒子，但與博的關係疏離。博曾在大陸及菲律賓開過球館，初期有賺錢，後期收入不穩定，多靠房貸和卡債週轉，也曾和親戚借錢，每年出國多次，表示要找商機。60 多歲曾在菲律賓持果汁機丟擲飯店服務人員，被送至菲律賓警局。2020 年 3 月因房子被法拍，返國處理相關事務，在機場出現干擾行為，且在居家檢疫期間，擅離居所、言談混亂、情緒激躁，被送至桃療住院五天，診斷為躁鬱症。出院後住旅社，居無定所，與家人失聯。2021 年 2 月 3 日因在龍山寺捷運站騷擾旅客，攻擊警察，被送到臺北市立聯合醫院松德院區

精神專科教學醫院住院，診斷為躁鬱症。

經急性病房治療後，躁鬱症症狀漸改善，但步態不穩，做腦部MRI 後確認為腦部萎縮所導致，安排復健治療，於 2021 年 4 月 14 日轉老人病房，無明顯精神病症狀，步態改善，可緩慢起身和行走，申請重大傷病卡通過，兒子在找尋安置機構，但因疫情關係找尋困難。

2021 年 5 月 21 日因老人病房有新冠肺炎確診個案，故緊急將PCR 陰性反應的博轉至 D 病房。但，隔日博確診且病情惡化，2021年 5 月 26 日轉和平院區插管治療 33 天後，轉回 D 病房，需坐輪椅。2021 年 9 月 5 日又因不明原因發燒，再轉至忠孝院區治療 13 天後，二度返回 D 病房繼續等待安置，而我是 D 病房的護理長。

醫療糾紛的潛在性，提高警覺盤點資源

D 病房採用醫療團隊運作模式，有主治醫師、護理師、心理師、社工師、職能治療師、藥師及營養師等。心理師心理衡鑑結果顯示，博為輕度失智，認知功能明顯衰退，建議博需專人全天候看護，或安置專門照護機構。

2021 年 5 月 21 日晚上，原本生氣蓬勃的博，突然發燒確診，病情急轉直下，隔天中午，呼吸急促，連走路、如廁都需要攙扶，且出現譫妄，需要定時監測定向感。護理師問：「我是誰？」博答：「你是太空人！」護理師要他卸下口罩，要餵他吃飯，他應好，卻說：「為了公平起見，我脫下口罩，你也要脫下口罩，讓我看看你，太空人的

真面目！」

餵食過程，博告訴護理師，他的人生過得一團糟，很後悔沒有做一個好先生、好爸爸，害怕自己會死掉，他很喘，是不是確診了？可不可以和兒子見最後一面？經過醫療團隊討論後，決定使用公務手機，讓博得以和家人視訊，兒子安慰他要慢慢呼吸，只見他淚流滿面。

隔天護理師聯絡兒子，請他提供紙尿褲，兒子說：「現在醫院很危險，不方便送東西過去，而且他是確診個案，你們竟然還幫他洗澡、換尿布、餵飯，你們不怕被感染嗎？」我只好找社工師協助提供紙尿褲。博從和平院區再轉回 D 病房時，需坐輪椅，2021 年 6 月 29 日護理師評估其下肢肌力 4 分，無法自行站立，日常生活需多協助，特別是洗澡，必須請看護協助，但兒子卻說：「他本來不是會自己走路嗎？為什麼現在要請看護？」我警覺到博有醫療糾紛的潛在性，故請社工師介入。

社工師評估博確診新冠肺炎前，老人病房的醫療團隊已進行出院準備，要為他找尋安置機構，兒子表示因疫情關係，很難找到安置機構。博確診康復後，兒子的態度更被動。2021 年 9 月 16 日社工師了解兒子對博的出院計畫，兒子表示自己無力照顧，以往曾詢問康復之家，但機構拒收有精神疾病的博。博的弟弟也不願意與博同住。兒子表示不管醫院補助多少，若還要部份負擔，他都沒有能力支付，到時候看醫院怎麼處理，或是送到公園繼續流浪。身為護理長，我嗅到醫療糾紛的味道愈來愈濃……

精神醫療團隊共同努力，結束長達 288 天的抗戰

　　D 病房的醫療團隊以社工師為窗口，主治醫師、護理師、職能治療師等其他醫療成員為後盾，我們整合資源，重新與家屬建立信任關係。

　　首先，社工師彙整博自 2021 年 2 月至 9 月資料，醫院已協助博取得重大傷病卡、身障證明、中低收資格，且補助其住院費已超過 20 萬，遠遠超過醫療救助金在資源提供上的原則。社工師聯繫兒子，多次未接電話，留言邀請兒子來電。同時，主動聯絡博的弟弟，表明聯繫兒子的困難，並說明醫院已提供醫療及經濟上的協助，請家屬出面討論後續安置及醫療經濟上的困難，以利評估及協助申請外界的慈善資源。

　　社工師持續追蹤聯繫兒子，了解尋找安置機構的進度。兒子表示自己打了將近 20 通電話，有些機構沒床位，有些機構不接受行動不便的個案，有些機構還沒回電。再次提供機構名單給兒子，兒子表示因叔叔願意支付部分費用，但要求必須在雙北、且要去參觀過，故再聯繫弟弟，說明博目前的福利身分為中低收老人，每月補助 7759 元。同時請弟弟轉告兒子，務必將其身心障礙鑑定空白表格盡速拿來病房，以利主治醫師重新鑑定，因主治醫師已決定將博的障礙程度由輕度改為中度，生活補助費由 3772 元 / 月增加至 5,065 元 / 月。

　　在社工師連繫家屬期間，護理師持續照顧博，協助洗澡、餵食等日常生活，維持他的清潔與舒適，特別是在沒有看護協助的困境下，沒有出現過皮膚壓瘡，這是護理照護良好的指標；博因行動不便，由職能治療師安排在客廳唱卡拉 OK，最喜歡唱的一首歌《攏是為著你

啦》，回憶過去與同居女友的相遇相知。博表示不想和兒子或弟弟同住，想去安置機構，但希望能在台北市。護理師們同理兒子對博的怨懟：童年未得到撫育，家產被敗光，現在還得照顧他，自己也因新冠肺炎疫情關係而失業；同時多次協助傳達辦理各種相關手續的繁瑣證件等。護理科主任運用其人際資源，提供 15 家台北市及新北市養護機構名稱和負責人，由護理長我協助一一打電話詢問收治條件及費用，再提供給兒子參考。最後，我再拜託神經內主治科醫師幫忙，詢問兆如養護所，剛好兆如有床位，轉知社工師連繫兒子和弟弟去參觀。

經過醫療團隊的共同持續努力，博於 2021 年 11 月 19 日，在兒子和弟弟的陪同下辦理出院，轉至兆如養護所安養，結束長達 288 天的住院，遠超過本院的平均住院日 30 天。2022 年 6 月 2 日後續追蹤，博非常滿意在兆如養護中心的生活，部分生活可自理。

醫病共享決策，化解醫療糾紛潛在危機

新冠肺炎是一場全球性的災難，其分佈範圍前所未有，影響到社會和經濟，且沒有明顯的結束跡象。新冠肺炎導致許多負面的心理影響，如改變風險認知、污名和指責、對資源短缺的恐懼，以及長期的不確定性。博雖是遊民，卻在精神病院等待安置機構期間染疫，且一度生命垂危，後來雖保住性命，但日常生活能力卻下降，需以輪椅代步，而原本就與博疏離的兒子，因博於住院期間染疫，試圖將責任推給醫院。

　　身為護理長的我，警覺到博有產生醫療糾紛的潛在性，請醫療團隊共同努力因應，持續照護博，在沒有看護的困境下，維持他的清潔與舒適，期間都沒有出現皮膚壓瘡；同時以社工師為窗口，重新與家屬建立信任關係，實踐「醫病共享決策」（Shared Decision Making，SDM）。

　　「共享決策」是以病人為中心的臨床醫療執行過程，兼具知識、溝通和尊重此三元素，目的是讓醫療人員和病人在進行醫療決策前，能夠共同享有現有的實證醫療結果，結合病人自身的偏好跟價值，提供病人所有可考量的選擇，並由臨床人員和病人共同參與醫療照護，決定到他們方便探視的雙北地區，讓他們好好的生活，不再有牽掛、怨懟，順利化解醫療糾紛的潛在危機。

護理長的學習筆記

　　醫療糾紛又稱為醫療爭議，泛指與醫療有關的一切糾紛，包括醫療供給者與個案或家屬之間，因為醫療傷害所造成的糾紛，或醫療費用及醫德之爭議等等。

　　專家認為預防醫療糾紛產生的首要之務——與個案及家屬建立信任關係：提供以個案為中心的醫療照護模式、維護個案的權益、增加與個案的互動、對各種醫療照護活動在進行時應做詳細說明、尊重個案的價值觀，特別是尊重其自主權（autonomy），也就是「醫病共享決策」。

洗車工作訓練
說與不說

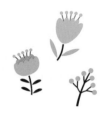

　　Ａ醫師研究能力很強，對長官交代的任務，使命必達，但對護理師卻很淡漠，碰面時不打招呼，對我也不例外，雖然我們曾在同一單位合作過三個月……

　　自 2022 年 1 月 20 日開始，我所負責的 D 病房被解散，同時我被分派至疫苗隊，先後至台北市政府及南港車站為民眾施打疫苗。執行任務前兩天，我失眠，且誘發多年未長的疱疹。我的焦慮來自對環境的陌生、自認對數字的笨拙，以及必須擔任總指揮及場地控制的壓力。

　　等熟悉工作流程後，我開始喜歡這種不一樣的經驗，特別是場地控制的工作，眼觀八方，耳聽四方，接觸不同的醫師、各科室的人，處理突發狀況，尤其是最後的控針，非常刺激，都要等到最後一分鐘才能決定是否再開疫苗瓶，再再考驗我等待及精算能力。

　　2022 年 2 月 10 日，我注意到今天被安排支援疫苗診的又是 A 醫師，因為上次他支援疫苗診後，把脫下的隔離衣丟在診療桌上就離開，要不是臨時有事要找他，我也無法確定是他丟的。我問許多同仁，得

到的答覆是：他每次都要別人幫他丟脫下的隔離衣。明顯違反感控原則，但是，因為他是主治醫師，沒有人敢對他說，大家都保持沉默。

A 醫師研究能力很強，對長官交代的任務，使命必達，但對護理師卻很淡漠，碰面時不打招呼，對我也不例外，雖然我們曾在同一單位合作過三個月……

洗車工作訓練，增加團隊合作及人際互動

2015 年 12 月，成人日間留院新開發洗車工作訓練團體，目的在提供病人洗車訓練、團隊合作及人際互動的機會，由 A 醫師及一位護理師負責，每週兩天帶領 9 位病人為同仁洗車，每輛車收費 100 元。洗車所得歸入復健職能作業專款，扣除支出成本後，依下列比例分配運用：5％為文康活動，5％為業務費，90％則為病人的獎勵金。

由於是新開發的工作訓練團體，病人需要先習得洗車技巧。因此，我提供我的車子做為示範工具，集合所有成員，一面解說一面示範。接著，大家一起動手練習洗車。最後，我交 100 元作為洗車團體的第一筆收入。接下來是找尋客源。日間留院的醫療團隊成員如主治醫師、職能治療師、護理長及護理師們很自然成為客源之一，曾經待過日間留院的同仁們也都義氣相挺。坦白說，找尋客源最大的障礙在於車主擔心自己的愛車被刮傷，因此，負責洗車團體的工作人員就得緊盯著病人工作。經過多番遊說，共有 15 位同仁願意提供機會，為了增加客源，A 醫師也曾詢問過他父親的意願。

有天早上，當 A 醫師正帶著病人洗車時，突接獲他父親的電話，表示他已開車到醫院，想要讓病人洗車，卻被警衛阻擋在大門口。欣喜若狂的 A 醫師飛奔至警衛室，卻因未帶員工識別證而無法救援。我看到 A 醫師的飛奔也跟著他至警衛室。了解原因後，我用我的識別證作為抵押，好讓 A 爸爸得以開車進入院區，好讓病人得以多洗一部車子。

據說，A 爸爸退休前是公司的經理，他一向不洗車的，而今特地來松德院區洗車，是對兒子醫師的支持吧。一個 T 大醫科畢業的兒子，在松德院區接受精神科住院醫師的訓練，竟然要帶著病人洗車？竟然要為沒車可洗而苦惱？事後，A 爸爸對病人的洗車服務讚譽有加，特別是對洗車團體擔任「經理」的病人的指揮調度印象深刻，還誤以為她是工作人員，是「經理」對「經理」的欣賞吧。

靠口碑增加洗車客源，共同打拼但情誼淡

除了說服 A 爸爸讓病人洗車外，A 醫師還把成人精神科主任的車牌給洗了一半，再照相傳給主任看，讓他比較有洗車和沒洗車的差異。果然，洗車團體又多了一位顧客！

三個月的精神復健訓練結束時，A 醫師說：「帶領洗車團體是很特殊的經驗。我發現病人常常重複地擦著同一個地方，或呆立一旁看我工作，所以，我學會調度；洗車最大的困難是水源問題。車子都停在院區的斜坡道上，但斜坡道上並無水源可取用，雖然用 L 型推車載水，但險象還生，不是水桶翻倒，就是推車下滑……」

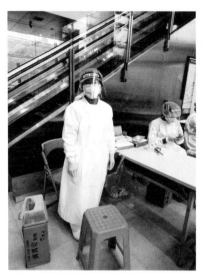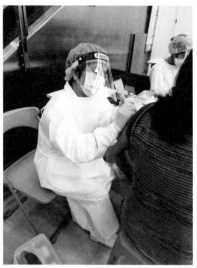

於是，我和主治醫生一起到工務課找課長，討論在斜坡道上架設水龍頭的可行性。這樣的交情，卻在 A 醫師異動至其他單位後，船過水無痕⋯⋯

今天又輪到他支援疫苗診，我很矛盾，是否要對他說「請把脫下的隔離衣丟到感染廢棄物污物桶」？不管？對不起自己；管？又怪自己多事。最後，我決定發聲，為了大家的生命安全。

「A 醫師，看完診後，請把隔離衣丟到角落的感染廢棄物污物桶，你上一次把隔離衣丟在診療桌上。」我趁他著裝時小聲地提醒他。

「真的喲！？」他回應。

依據我的追蹤，這回他把自己穿過的隔離衣，確實丟進感染廢棄物污物桶。隔離衣事件過後，當我們在醫院中碰面時，他依然視我為

陌生人！也罷！做我該做的事，至於別人的反應如何，就不是我能管的了！

護理長的學習筆記

護理人員在醫院中的地位是最卑微的，而主治醫師卻握有最大權力，因此，我這個小小的護理長對主治醫師的發聲就必須要有「膽」。

「……漠視體制的不公不義，無視於環境破壞、弱勢人們受苦受難，僅是在表面的言語、行為上對人和氣、說好話，則是一種鄉愿的罪行。」我認同創立地球公民基金會的李根政老師所說的。我決定要說出別人不敢說的話，溫柔而堅定地表達真實的自己，不但要有智慧，更要有承擔冒險的勇氣。

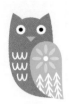

讀經團體

甜美的回憶

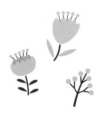

每次想到成人日間留院的讀經團體，我總是不自主地微笑，心裡有著幸福的滋味⋯⋯

「阿長，讀經團體什麼時候會再開始？」多位成人日間留院的病人曾問我。我無奈地搖搖頭。

自 2021 年 5 月 15 日臺北市防疫警戒等級提升至第三級警戒之後，由劉醫務長帶領三年多的讀經團體就被迫暫停，無法臆測新冠疫情何時會結束，更無法確認讀經團體可否重新開啟。

許多年前，當時我是日間留院的護理長。一個偶然的機會，我看到劉醫務長在「精神護理之家」義務帶領病人讀聖經，要求他也要到成人日間留院開讀經班。為了表示誠意，我負責招募病人、準備場地及記錄等庶務工作。劉醫務長是一位兼具精神科與神經內科的專科醫師，聽家屬說，他的失智症老人若拒絕吃藥，只要在老人的臥房門口貼上他的照片，老人就會願意服藥。

幻聽、妄想都是有意義的提問，也明白凡事自有安排

雖然我不是教徒，但我知道，宗教信仰可促進或恢復人們健康，且可提升生活品質。因此，我願意為讀經團體穿針引線。

劉醫務長的時間只能安排在每週四中午 11 點半至 12 點半，正是病人午餐及休息時段，這對於很重視「吃」的精神病人而言，實在不是個理想時段，但仍有 13 位病人主動報名，都是基督徒。他們對於新開辦的讀經團體、醫務長義務帶領、主治醫師貢獻 20 本聖經、護理長隨侍在側等等，都感到不可思議！

我曾問過劉醫務長，怎會到「精神護理之家」帶領讀經團體？他說他早就有計畫，只因醫務長（等同副院長）的行政工作繁忙，一再拖延，直到遇見他者的死亡，方下定決心，行動不能等！

我非常同意，人們總是在遇到苦難時，才會想到上帝、觀世音菩薩、佛陀、阿拉……

我喜歡上教堂，但僅止於欣賞它的建築美學與寧靜氛圍；雖然也曾讀過聖經，但總覺得內容不可思議、無趣，而劉醫務長的讀經團體卻非常好玩，對文字內容多方搜求，廣泛考證，還引用時事來解釋經文；聚焦在聖經的愛、寬恕、施捨、感謝及分享等核心價值，不在文字內容；最有趣的是，他允許發問，儘管有時是幻聽、妄想，他都專注聆聽，幽默應對。我也曾提出一個很不好意思問的問題，「為小鳥們在暴風雨時找不到食物而擔心、憂慮」，劉醫務長教我明白，凡事

上帝自有安排！

　　除了增加地理和歷史的知識外，我還有兩點領悟：一是了解和至高者有合宜的關係後，因信生義，有了義，自然就會出現好行為，譬如不會闖紅燈、不會踢小狗等。二是關於禱告，我發現禱告就是自己與至高者真誠的對話，而不是只會說很好聽的話。

　　隨著劉醫務長的退休，讀經團體必須就此打住，但回憶卻充滿著幸福與感激⋯⋯

護理長的學習筆記

　　研究顯示，有宗教信仰可促進或恢復人們健康，且可提升生活品質。每個人的際遇不同，有人信基督教，有人喜歡佛教，有人則拜媽祖，我認為只要病人相信，對他便是最好的。因此，應用行政資源，努力促成讀經團體的運作。

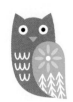

傳達心中的感謝，
一圓夢想

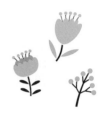

　　我對陳醫師道謝，感謝他示範著「慢慢來」的生活哲學，幫著我走過研究所四年的艱辛歲月；幫著我看見大自然的神奇療癒力；幫著我安然度過新冠肺炎的重重挑戰；最特別的是，「慢慢來」讓我體悟到人生的大部分時間都在重複著許多小事，而生存的意義也就在這些重複的小事中實踐。

　　2022年1月14日早上8點，我被指派要和其他三位護理長到門診幫員工打第三劑疫苗，這是臨時、額外多出來的工作，我總告訴自己，有幸參與這場戰役，要貢獻自己的力量。於是，從容就位，準備打針。我和大呂一組，負責打BNT。比起莫德納，打BNT的人相對少很多。

　　因此，我主動幫忙指引動線、安撫員工不安的情緒。一位藥師由總藥師壓來，她看起來非常憤怒，要求量血壓。原來是總院長下令，所有員工，包含外包所屬工作人員，在這一週內得打完第三劑疫苗，而今天是最後一天，無法完成者，得列冊說明。總院長的行政命令惹

惱許多人，我的一位護理師也非常生氣，抗議總院長憑什麼要求，她不是不打，只是擔心有副作用，特意安排休假前才要施打。因此，我可以理解那位藥師的憤怒，溫柔而堅定地同理她。

待藥師們離開後，大呂告訴我一件很震撼的事。2021 年 5 月 21 日老人病房發現有新冠肺炎確診個案，啟動全院性的危機處置，將 PCR 陰性個案轉至 D 病房，PCR 陽性個案則轉至有隔離設施的加護病房，確診的病情嚴重者轉至其他綜合院區，其中有位老年女失智者轉至和平院區的重症者。

聽說，在等待轉院的危急時刻，平時照顧這位失智者的兒子要求要見母親一面。明知母親已染疫嚴重，仍懇求醫療小組能允許。當時的醫療小組基於兒子長期照顧母親的孝行，同意讓兒子身著三級防護裝備進隔離病房見母親，而這可能是最後一面。又聽說，這位失智症母親後來被氣切插管。

目前這位被氣切的失智症母親狀況穩定，可以下床坐輪椅，即將轉回重新開張的老人病房，只是仍插著氣管內管，為了防止她自行拔氣管，必須 24 小時都有人看顧。

「那麼，照顧她的兒子一定更辛苦了！」我重重地說。

「聽說，她兒子染疫走了！」大呂輕輕地回應。

雖然我知道新冠肺炎有可能找上任何人，不論是年輕人、孝子，但，當刻，我仍震撼不已……；同時也提醒我感恩要及時。

埋藏心中的感謝，終於說出口

那天，陳醫師出現，背著背包，手中拿著小黃卡，聽到同事說，他要打 BNT，心中一震。「請跟我來！」我聽到自己的聲音。引導他至打 BNT 的診間，我告訴他，背包可以放椅子上，他必須脫外套。再次估量，我請他也把襯衫脫下。「慢慢來！」我說。

將診療室的門關上，讓他可以安心脫衣。這間兒童診療室原來是陳醫師看診的診間，他是主宰一切的主治醫師，而今，他必須在我面前脫衣，雖然只是施打疫苗。他就位後，我慢慢地注射疫苗。

「我一直想要跟你說謝謝，你教我的慢慢來，幫我度過許多危機，包括這次的新冠肺炎，我負責的 D 病房，2021 年 5 月 21 日臨時被改成檢疫病房，改收老人的居隔個案，中午 12 點說老人的 PCR 陰性，到晚上 8 點 CT 值變成 11……」在打針的同時，我把握機會對他說謝謝。

「報紙都沒有刊！？」他邊整衣衫邊問我。

「是啊！醫院共有三波感染，很辛苦！」

待他整裝後，我把門打開，陳醫師道謝後離開。彷彿在夢中，等待 10 年，終於有機會當面致謝……

我和陳醫師原是好友，我們相識 30 多年，且在同一單位合作 13 年，他是主治醫師，我是護理長，他教我許多事，讓我非常感激……

母親還健在的日子，他曾多次送過濾水到我家，讓罹患糖尿病的母親飲用，教我注重水質的問題。

陳醫師是一個「如如不動」的人。不論發生什麼事，他都可以不慌亂，也因此，他是我在很焦慮的時候，可以找的人。921地震後不久，傳言台北將會有7.8級以上的地震發生，讓我非常恐慌，卻又不敢隨便找人說，深怕影響他人，而他正是有能耐聽我說，又不會被我這個「過敏三娘」引發焦慮的人。

在精神科急性病房，為了安全考量，病患是被監禁的，水果刀、筷子、皮帶等等生活用品都變成危險物品，他們更不能自由進出護理站。我這個阿長，被異動至青少年日間留院也持續沿用這樣的模式，雖然我們收治的是病情已穩定的病患。陳醫師剛被調到這兒時，他說我們對待病患的態度，跟「防賊」沒有兩樣，一棒打醒我！從此以後，病患可以自由進出我們的辦公室；我也學著用慈悲的態度對待病患，以「他怎麼了？」的思考模式，替代「他怎麼可以這樣？」，漸漸地，病患感受到我的關心，而不是指責。

陳醫師主張每週要有勞動服務，剛開始都是工作人員在做。然而，當看到陳醫師自己也捲起袖子刷廁所後，同仁及病患也就不再出現異議，願意清掃又一村青少年日間留院的環境。

他努力倡議環保，推展廚餘堆肥，力行素食，過著簡樸的生活等等，都是我學習的標竿。漸漸地，我也從他的示範中學習到慷慨，開始捐款給我認同的公益團體。爾後，我更發現慷慨是一項高貴的人格

特質，幫著我成為更好的人，我喜歡這樣的自己。

許多年前被老同事倒會 100 多萬，心中有許多不甘，無法接受老同事竟然在我面前睜眼說瞎話。愈是不甘，生活就愈苦。陳醫師從「業障」的觀點解釋，教我把被倒會當成是前輩子欠她的，消弭我的不甘心！

一直以來，我不喜歡自己的名字，除了常常被誤認為「張碧鳳」的麻煩外，「張碧凰」聽起來就像「三病房」；「碧凰」聽起來更是「病房」，好像我這一生都和「病房」脫離不了關係；而常常要為病人、家人或親友找病房，這是一件勞心又勞力的工作。陳醫師教我明白，能為別人找病房，意味著我有能力與權力，這樣的重新解釋，拓展了我的視野，讓我可以安住在「張碧凰」名下，且樂意再為別人找病房。

罹患妄想型思覺失調症的瓊每一次病情惡化，需要住急性病房時，總造成我和先生的關係極度緊張。先生常責怪我不夠照顧瓊，而我在照顧的同時，得遵守病房常規，讓我感到非常委屈。因此，我常埋怨自己和瓊同樣是 46 年次，為什麼我卻得照顧她，埋怨老天爺不公平！

陳醫師問：「那角色對換好不好？」

「角色對換？」當然不要！我寧可照顧人，不要被照顧！於是，我心甘情願再擔起二嫂兼精神科護理長的角色。

陳醫師對我最深的影響是，他示範著「慢慢來」的生活哲學，改變我急躁的個性，幫著我走過研究所四年的艱辛歲月，開啟研究的精

神；幫著我看見大自然的神奇療癒力，讓我徜徉於綠色照護的自在，讓監禁中、急性病房的病人也能曬到太陽；幫著我安然度過新冠肺炎的重重挑戰；最特別的是，「慢慢來」讓我體悟到人生的大部分時間都在重複著許多小事，而生存的意義也就在這些重複的小事中實踐。

一般人總是依法不依人，我卻深受陳醫師的影響，而改變許多行為，敢於和多數同仁的做法不同。因為感恩的緣故，當大部分的醫療同仁都無法與陳醫師合作時，我卻義氣相挺，儼然成為他的特級秘書，全力配合他，實踐他的倡議，幫他打點醫院內的風風雨雨，順著他，護著他，以他為天，讓他在又一村青少年日間留院打造出屬於他的王國，一切都得以順利進行，直到一個胖女孩出現……

胖女孩霸凌其他的病人，護理師希望陳醫師處理，而陳醫師卻要護理師處理，護理師求援於我，我跳出來救護理師。我知道這是很困難的個案，不管如何處置，她媽媽一定會有意見，而我對她媽媽卻存有偏見，自知無法單獨處理。因此，我兩度找陳醫師，希望他和我一起處理，但他卻堅持要我獨自面對。當我面臨困境求援時，他卻在胖女孩面前讓我下不了台，我感覺顏面盡失……

事後我試圖找他溝通，他竟然說，他知道我正等著他說明，但他不會主動找我，這深深地傷了我——這種「不被在乎」的感覺，混雜著錯愕、難堪與悲傷，導致我們多年合作關係的斷裂！

衝突過後約有半年的時間，我雖多次主動釋出善意，但陳醫師總把我當成「空氣」般，斷了我試圖挽回友情的心意，徹底瓦解我們的

關係……。爾後，隨著醫院的人事調動，陳醫師被異動至急性病房，為我們 13 年的合作關係畫上休止符！

2013 年 10 月初的週六早上 8 點 30 分，透過總機轉接到值班護理長的公務手機，我接到一位母親的求援電話，她掛不到陳醫師的青少年門診，心急如焚，我義不容辭幫忙聯絡，但我可是一點也沒把握陳醫師是否會答應幫忙。

「你還記得你有一位病人叫羅○方？」我以值班護理長的身分發聲。

「沒什麼印象。」陳醫師回答。

「他是亞斯柏格症，本來可以不用當兵，但他堅持要去，明天就要下部隊，而且是到馬祖。他媽媽很焦慮，希望可以拿到診斷書，讓他帶在身上，但已掛不到號，且已超過本院規定的年紀 18 歲，需要特約掛號，你願意幫忙嗎？」

「你叫她 9 點到門診找我，我先跟她談談看。」

三天後，我間接收到那位母親的道謝的小禮物。原來陳醫師及時伸出援手，開出診斷書，讓堅持要去馬祖當兵的亞斯柏格症病人有診斷書可帶在身上，萬一有事，軍方和家屬都有所依循，就像帶著保身平安符般，安頓了焦慮的母親。

修補心中黑洞，道謝要及時

「沒有不變的關係，你們的情誼仍在，只是互動方式不同罷了！陳醫師是一位有理想、有原則的人，但也很有稜角，不容易相處。他代表你長期想追求的理想或意義感，透過他的引介，妳得以窺視內心的祕徑。祕徑在妳心中，妳可以自己開啟並追尋，不一定要依賴他，也許這是整合自己的契機。我猜陳醫師對自己和對別人的嚴厲，常讓他自己處在孤獨中，他習慣孤獨，不喜歡被依賴，妳只要修補你自己心中的洞，自然會知道以後如何再與他相處。」學諮商的友人安慰我。

我希望在我死前，能對陳醫師道謝，卻苦無機會，沒想到在施打疫苗的時刻，圓滿我此生的願望，感謝新冠肺炎的成全。

悅讀健康系列 HD3205

同步一起走
精神病院護理長 45 年的照護筆記

作　　者／張碧凰
選　　書／林小鈴
主　　編／梁瀞文

行銷經理／王維君
業務經理／羅越華
總 編 輯／林小鈴
發 行 人／何飛鵬
出　　版／原水文化
　　　　　台北市南港區昆陽街 16 號 4 樓
　　　　　電話：（02）2500-7008　　傳真：（02）2502-7676
　　　　　網址：http://citeh2o.pixnet.net/blog　E-mail：H2O@cite.com.tw
發　　行／英屬蓋曼群島商家庭傳媒股份有限公司城邦分公司
　　　　　台北市南港區昆陽街 16 號 5 樓
　　　　　書虫客服務專線：02-25007718；25007719
　　　　　24 小時傳真專線：02-25001990；25001991
　　　　　服務時間：週一至週五上午 09:30 ～ 12:00；下午 13:30 ～ 17:00
　　　　　讀者服務信箱：service@readingclub.com.tw
劃撥帳號／19863813；戶名：書虫股份有限公司
香港發行／城邦（香港）出版集團有限公司
　　　　　香港九龍土瓜灣土瓜灣道 86 號順聯工業大廈 6 樓 A 室
　　　　　電話：(852)2508-6231　　傳真：(852)2578-9337
　　　　　電郵：hkcite@biznetvigator.com
馬新發行／城邦（馬新）出版集團
　　　　　41, Jalan Radin Anum, Bandar Baru Sri Petaling,
　　　　　57000 Kuala Lumpur, Malaysia.
　　　　　電話：(603) 90578822　　傳真：(603) 90576622
　　　　　電郵：cite@cite.com.my

封面、內頁設計／李京蓉
插　　畫／黃建中
印　　刷／卡樂彩色製版印刷有限公司
初　　版／2024 年 11 月 19 日
定　　價／410 元

國家圖書館出版品預行編目 (CIP) 資料

同步一起走：精神病院護理長 45 年的照護筆記 / 張碧凰著.
-- 初版 . -- 臺北市：原水文化出版：英屬蓋曼群島商家庭
傳媒股份有限公司城邦分公司發行 , 2024.11
288 面；17×23 公分 . -- (悅讀健康系列；HD3205)
ISBN 978-626-7521-22-9(平裝)

1.CST: 精神疾病 2.CST: 精神病患 3.CST: 精神科醫療院所
4.CST: 通俗作品

415.98　　　　　　　　　　　　　　113016312